紀念版

芳香療法
精油寶典

The Directory Of Essential Oils

汪妲‧謝勒 Wanda Sellar ———— 著

The Directory Of Essential Oils

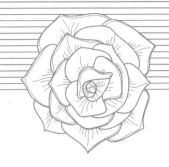

譯者序

　　所謂的精油（Essential Oils），是一種萃取自植物的花、葉、種子，甚或樹皮的揮發性有香物質。西方的傳統醫療運用精油有點類似中醫之運用藥草，但由於精油的化學結構和一般的植物藥材不同，其應用方法與所得療效也頗有差異。而所謂的芳香療法（Aromatherapy），便是一種運用精油以養生、美容甚至調整情緒的另類療法。

　　全世界最盛行芳香療法的國家是英國，但法國、德國、美國、澳洲在這方面的研究也頗有建樹。台灣可以買到精油的地方，主要是在專賣店和百貨公司專櫃，不過，真正了解精油而且能確實運用在芳香療法中的人，仍屬鳳毛麟角，一般大眾對精油及芳香療法的印象恐怕還相當模糊。

　　最初會想要動筆翻譯這本《芳香療法精油寶典》，只是為了教學上的方便。筆者過去專職美容教學工作，主要是對沙龍的美容師講授

芳香療法。由於國內十分缺乏這方面的知識，現有的少數書籍和各化妝品公司自己整理的資料又殘缺不全，甚至錯誤百出，於是，在六十餘冊關於芳香療法的英語專書中，挑出這本《The Directory of Essential Oils》做為基礎教材。

翻譯期間，筆者曾於 1995 年 7 月至英國 Surrey 大學，參加國際芳香療法會議，出席代表兩百餘人當中，筆者是唯一的台灣人。反觀鄰國日本，一口氣到了三十多位，僅遜於英國和美國。在會議當中，筆者曾與各國代表交流芳香療法在自己國內的發展情形，其中有一位日本代表詢問台灣有多少關於芳香療法方面的書籍，同樣的問題，也有德國的代表向筆者提出。我們或許可以這樣理解：對他們來說，知識比銷售量更具影響力！但是當時在引進精油已有五年歷史的台灣，精油至今只是一種「香香的按摩油」，所謂的芳香療法，則又是另一個「很好聽的美容術語」罷了。由此，筆者才發願要將這個領域的重要著作悉數翻譯出來，讓一般的消費大眾和專業人員，能真正認識精油與芳香療法之美。

在這裏，也要特別感謝英國 C. W. Daniel 公司的米勒女士，及台灣世茂出版社的簡泰雄先生。英語世界裏，有關芳香療法的經典著作，幾乎都是 C. W. Daniel 公司的出版品，在洽談版權的過程中，米

勒女士表現了最大的善意，也提供筆者極多幫助。而世茂則出版了台灣第一本芳香療法專書——《神奇的芳香療法》，負責人簡先生願意再次出版一本不夠熱門的專業書籍，其遠見與胸襟實在令人感佩。

　　閱讀本書以前，希望讀者能留意以下幾點：

1. 讀者千萬不可憑書中所述便自行使用精油。因為純精油的使用方法各有不同，滴數的安全劑量也有很大的影響，凡是初次接觸精油者，都必須尋求真正的專業人士予以輔助。

2. 盡信書不如無書。誠如作者在序言中指出，各種精油的療效，仍有賴個人的洞見與經驗才能發揮出來，初學者不宜視書中所述為必然的結果。

3. 有許多化妝品公司和美容師把精油與中醫的經絡穴位結合在一起，筆者並不否定這種發展的價值，但卻極力反對其後「中學為體，西學為用」的意識型態。因為精油在西方的歷史文化中，自有其豐富長遠的淵源，時至今日，芳香療法在歐美更已形成一門集合化學、醫學、心理學等精密科學的「顯學」，漠視這些背景而隨意強加以另一套醫療邏輯，不但不能彰顯精油的生命力，也未必能體現中醫的博大。學習精油，必須尊重其文化淵源和背景知識，否則就永遠難以領略它所代表的生活哲學。

4. 精油在台灣被局限在美容界，是一件非常可惜的事，希望本書能引

起其他相關專業的興趣，共同來研究神奇的芳香療法。不過，本書
並不是一本入門書，如果讀者想循序漸進來了解芳香療法，請先參
閱亞諾泰勒博士所著之《神奇的芳香療法》。

　　最後，筆者要感謝每週前來參與芳香療法研討課的學員們，是她
們的求知若渴，促成了本書中譯本的誕生。

1995 年 11 月台北

溫佑君

學歷：東吳大學社會學系

英國肯特大學哲學研究所

英國倫敦芳香療法學校

現任：肯園負責人

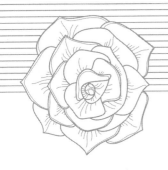

作者序

　　在芳香療法如此流行的今日，這門治療的藝術，其實已不太需要什麼引言了，因此我這篇引言也將會儘量精簡。許多芳香療法方面的書籍，主旨在介紹精油的用法，這本書的目的，則在於描述各種精油的特性，以及它們對身體、心理，乃至於精神層次的貢獻。

　　在本書中，我用不同的條目來給每一種精油分門別類，如此一來，讀者便可以立刻找到他想知道的特定資訊，這種編排方式，將有助於芳香療法師為療程選擇適當的精油。然而，每一個人都是各個特質的某種奇妙之組合，所以，任何精油宣稱能達到的療效通常也只是極可能實現的承諾，而並非屢試不爽的驗證。也許，最後真正奏效的會是芳香療法師憑直覺為客人選配的精油。

　　書中所列的一些病痛若屬於較嚴重的痼疾，自然只有在合格的醫師監督下才能以精油予以護理。

雖然按摩是芳香療法中最常選擇的精油用法——大約 5ml 基礎油中加入 3 滴精油——有些條目中所指稱的療效並不宜藉按摩達成。通常，那些不適合按摩的精油，都會在「注意事項」裏註明。書中的某些精油，比較無法引起一般大眾的興趣，而且它們的作用也過於強勁，也許並不適合收羅在芳香療法師的藥典中，這些精油也都有特別的標示。

　　將精油特質類比於音符的「高音」、「中音」或「低音」並無絕對的標準可評定，所以在不同的書籍中，你將會發現有些油的音符與本書所載並不相同，主宰星球的情形也是一樣。因此，這本書所提供的乃是一個好的參考點而非蓋棺定論，同樣的，「適合與之調和的精油」也只是一個頗有幫助的嚮導而已，真正能讓調油登臨治癒之境的，仍然是個人對精油的掌握。在本書後頁附有一個調油表，提供另外一個調油的方向。每一類組中的精油據說都能互相協調，而相鄰的類組也可以合作無間。至於「化學結構」這一欄，則可讓大家一窺精油的複雜性。

　　對我而言，是那些「應用歷史與相關神話」使各種精油充滿生命的，不過其中有許多故事，主要是由萃取出精油的植物而來，比較不是在講精油本身。在那些故事裏，你可以看到有些精油，像薑與黑胡

椒是十分「剛毅」的，而其他的精油，如洋甘菊和紫羅蘭則比較「溫柔」。

　　本書卷尾的「精油功能索引」把精油的各種屬性做出便利的一覽表，提供讀者相互參照，大部分常用的精油都被涵括在內了。

汪妲・謝勒

倫敦　1992

目錄

特別附錄

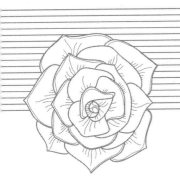

各類精油介紹

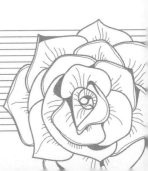

1

阿米香樹
AMYRIS

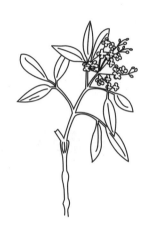

植物種類／萃取部位	樹／木材
學　　　　　名	阿米香樹屬 Amyris balsamifera
科　　　　　名	芸香科 Rutaceae
類 比 音 符	低音
主 宰 星 球	未知
萃 取 方 法	蒸餾

氣　　味	木頭燃燒過後的乾燥香氣。
外　　觀	阿米香樹野生於海地的山坡地。常見於小樹叢中，它是一種開有可愛白花的常綠樹，但它饒富價值的樹脂乃是從樹皮流出的。雖然也被稱為「西印度檀香」，但它並非檀香科的一員，不同地區所出產的阿米香樹的精油，品質屬性也各有不同，好壞主要取決於樹齡和含水量，如果木材被切得太細小，所能萃取的精油量也會減少。
應用歷史與相關神話	阿米香樹的木材內蘊含豐富的油份，木材燃燒時宛如蠟燭一般，因此它得了個別名叫蠟燭樹，而它常被劈來做柴火也就不足為奇了。在海地夜晚的海邊，漁人常以阿米香樹的枝條做成火把，來吸引螃蟹；同樣的，住在山裏的村民，在夜間將農作物或牲口運到城裏時，也是點燃阿米香樹的枝條來照路的。因為它堅固耐用，所以阿

米香樹的木材也是築籬架的好材料。

二次大戰前，大量的阿米香樹小塊木材，從委內瑞拉、海地和牙買加被運至德國以供蒸餾，蒸出的精油屬性據說頗似純正的印度檀香，而檀香精油被阿米香樹混摻的情形則時有所聞。阿米香樹精油的主要用途是做香水的定香劑和肥皂，也是化妝品的成份之一。

化 學 結 構	倍半萜──杜松烯，石竹烯，Cadinole
屬　　　性	抗菌、消炎、抗痙攣、催情、化痰、降低血壓、鎮靜。
注 意 事 項	氣味縈繞不絕，有些人未必會習慣，其他的負面作用則還未被發現。
心 靈 療 效	紓緩神經緊張。
身 體 療 效	有關這種精油的知識甚少，除了它多彩多姿的應用歷史以外。它的各種療效，其實主要是以其倍半萜烴的成份，和近似檀香的特質推論而來的。 由此，我們大概可以判定這種精油較為鎮靜、安撫，而這也和它的低音特質互相呼應，別忘了阿米香樹是被用做香水中的定香劑。它抗痙攣的本質源自鎮定安撫的特性，而且就像檀香一般，阿米香樹有益於咳嗽和胸腔方面的毛病，也許能降低血壓。 大部份的精油都有抗菌的屬性，阿米香樹自然也不例

外，因此可預防傳染性疾病，只是它的抗菌強度如何則尚未能確定。既然像檀香，阿米香樹應也有益於泌尿方面的問題，不過另一個類似檀香的功用—催情，則有待個人的觀察體驗了。

皮膚療效	倍半萜類多具消炎的特質，所以富含倍半萜的阿米香樹大概也能安撫發炎的狀況。另一方面，它具有像木材燃燒的氣味，這是否也意味著它能使油性皮膚質乾化呢？
適合與之調和的精油	安息香、快樂鼠尾草、欖香脂、乳香、白松香、天竺葵、茉莉、薰衣草、香蜂草、玫瑰、花梨木、依蘭。

歐白芷
ANGELICA

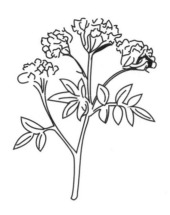

植物種類／萃取部位	藥草／種子或根
學　　　　名	當歸屬 Angelica archangelica
科　　　　名	繖形科 Umbelliferae
類 比 音 符	低音
主 宰 星 球	太陽
萃 取 方 法	蒸餾

氣　　味　甜甜的藥草香，略帶麝香味。

外　　觀　這種藥草很喜歡水，常可在河邊或溪畔發現，長得頗高，寬大的葉片有的又形成較小的卷葉，其上還點綴了綠白色的小花。歐白芷品種眾多，分別生長在北歐、冰島、格陵蘭以及俄羅斯中部，至於其精油多半產自英國與比利時。

應用歷史與相關神話　在 16 世紀的某個時期，歐白芷從北非來到了歐洲氣候較溫暖的一些地區。因為它在一年中首次開花的日子是 5 月 8 日——天使長聖麥可之日，這使它常出現在一些神祕儀式中，由此也不難理解，為何它常被種在修道院，而且被稱做「天使草」了。

在法國很流行的一些酒，像是查爾特勒酒與本篤會甜酒中，都用到了這種可愛的藥草。後來，它又成為討喜的

17

庭園植物，普遍認為它可以抵抗瘟疫。1665 年，醫師學院出版了一本小冊子，上面載有一則皇家處方，其中便列有「歐白芷水」這味藥材，而那一年也正是倫敦大瘟疫蔓延時期。古代名醫巴拉斯索斯（Paracelsus）對它推崇備至，甚至認為它是一種萬靈丹，常用以調味琴酒，增添香水的風情，傳統上則將它製成糖食甜點。

化 學 結 構	醇類——龍腦、芫荽油醇 內酯——香柑油內酯 萜烴——檸檬烯、水茴香萜、松油萜
屬　　　性	抗痙攣、催情、袪腸胃脹氣、利尿、通經、化痰、利肝、利胃、激勵、促發汗、補身。
注 意 事 項	使用過量將過度刺激神經系統，可能導致失眠，也可能引起皮膚對光過敏，亦即在曝曬太陽之後，使皮膚出現刺激反應。最好不要在懷孕期間使用，有些人還建議糖尿病患者也該避免使用。
心 靈 療 效	神經系統的強心劑，迅速消除壓力和筋疲力竭之感，帶來平衡的感覺。使疲憊的心靈和搖擺不定的情緒重現生機，賦予面對難題的動力。
身 體 療 效	一、歐白芷補身的功能，對身體有很強的治癒力，特別是在剛開始治療時，將它用來強化組織結構。它賦

予淋巴系統活力，藉排汗的功能加速淨化作用，尤其在長期臥病之後，可幫助身體釋放毒素。

二、改善消化不良、脹氣，反胃不適，胃潰瘍和絞痛。可開胃，幫助神經性厭食症，相傳也是肝、脾的補品。它在泌尿方面的抗菌功能對膀胱炎頗有助益。

三、祛痰的特性對於感冒發燒、慢性支氣管炎和胸膜炎都有益處，可紓緩神經緊張的氣喘、呼吸急促、煙槍型咳嗽，也能恢復嗅覺的功能，顯然是肺部的全方位補品。

據說可以促進雌激素之生成，所以能規律經期，減輕經痛，並幫助排出胞衣。對男性和女性的不孕症，療效頗為出名。

四、控制尿酸，有益於風濕病、關節炎以及痛風和坐骨神經痛。

五、迅速止痛，無論是頭痛、牙痛或是偏頭痛。另外，它還能中和蛇毒。

皮膚療效	良好的護膚品，具有消炎功能，對各種皮膚問題都有所幫助，處理黴菌寄生問題的功效卓著。
適合與之調和的精油	羅勒、洋甘菊、天竺葵、葡萄柚、薰衣草、檸檬、桔。

3

洋 茴 香
ANISEED

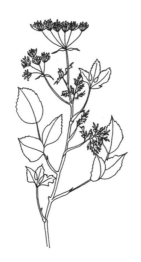

植物種類／萃取部位	藥草／種子
學　　　　名	茴芹屬 Pimpinella anisum
科　　　　名	繖形科 Umbelliferae
類 比 音 符	高～中音
主 宰 星 球	太陽
萃 取 方 法	蒸餾

氣　　味	辛辣刺激，似甘草，非常溫暖。
外　　觀	洋茴香是中東地區給這個世界的獻禮，現在則可在歐洲較溫暖的地區，或是北非和美國發現它。人工栽種至 60 公分高，長有纖細的羽狀葉和小白花，棕灰色的種子在蒸餾前才碾碎，這樣做是為了增加萃取量。洋茴香精油在低溫下會呈現固態，所以使用前應以手溫來融化它。
應用歷史與相關神話	備受古文明推崇，尤其是在中東一帶。務實的埃及人用洋茴香來做麵包，可能著眼點就在它祛腸胃脹氣的屬性。羅馬人盛讚其催情效果，並利用洋茴香的種子做成一種香料糕餅，名為「Mustaceus」。希臘人發現它對於消化系統具有鎮靜作用，到了現代，洋茴香則被用於酒類和果汁中，如 Pernod 和苦艾酒。印度人嚼洋茴香的種子使口氣清新，曾為牙膏和嗽口水的成份之一。

化 學 結 構	酸類──洋茴香酸 酚類──茴香腦、馬鬱蘭酚 萜烴──檸檬烯
屬　　性	止吐、抗痙攣、催情、利心臟、祛腸胃脹氣、利消化、利尿、化痰、催乳、殺蟲、輕瀉、殺寄生蟲、助產、利肺、激勵、利胃。
注 意 事 項	極其強勁的精油，不常拿來按摩，因為它可能會引起皮膚過敏。通常帶有刺激的效果，使用過量可能會造成遲緩呆滯。極端的個案中，還可能引起循環方面的問題以及腦充血，絕不可在懷孕期間使用，一般人也以完全避免為宜。
心 靈 療 效	可以讓疲憊的心靈重現生機。
身 體 療 效	一、以幫助消化的功能聞名，有助於改善消化不良、絞痛及脹氣，可鎮撫嘔吐與反胃，特別是由神經緊張引發者。因為它能刺激腸胃蠕動，從而使消化道重新運作。顯著改善少尿的情況。 二、曾被用做心臟無力時的激勵劑，但同時也能安撫心悸，是循環系統和呼吸道的營養品，一般使用於肺臟和心臟疾病，對氣喘和呼吸困難均有很好的療效。又因為它是暖性的精油，自然有益於感冒的治療。

洋茴香

三、性方面的困難，例如性無能和性冷感，可得到幫助
　　——至少羅馬人是這麼認為。激勵腺體，其雌激素
　　成分可調節生殖系統。亦能安撫經痛，在生產時幫
　　助生產速度，還能刺激母奶分泌。偏頭痛和眩暈患
　　者，乃至易宿醉的人，都能從洋茴香得到一些幫
　　助。

皮 膚 療 效　據說可以控制蝨子及引發疥癬的「癢蟲」。一般使用於
傳染性的皮膚病，頗具效果。

適合與之調　阿米香樹、月桂、豆蔻、藏茴香、雪松、芫荽、蒔蘿、
和 的 精 油　白松香、桔、苦橙葉、花梨木。

八角茴香
ANISE-STAR

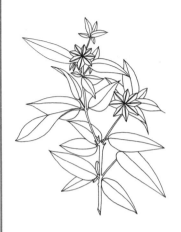

植物種類／萃取部位	樹／果
學　　　　名	八角茴香屬 Illicium verum
科　　　　名	木蘭科 Magnoliaceae
類 比 音 符	高音
主 宰 星 球	太陽
萃 取 方 法	蒸餾

氣　　味	具穿透力，辛辣刺激，類似洋茴香。

外　　觀	這種古老而且充滿異國情調的常綠樹來自東亞，可長到9公尺高。它只喜歡在家鄉生長，外地的蹤跡罕至。白色的樹皮周圍裝點了黃花與星形果實，果實在鮮綠的狀態時便送去蒸餾，所得之精油氣味類似洋茴香而稍強。八角茴香源自中國大茴香，有時又被稱為綠茴香，因為它的綠顏色之故。日本品種的八角茴香（Illicium religiosum）是有毒的。

應用歷史與相關神話	生產八角茴香精油是中南半島鄉村工業的項目之一。雖然，人們常說八角茴香的品質比不上洋茴香，中國人卻很善於將八角茴香納入中藥裏運用。它是個很受歡迎的開胃劑，有時也會把它磨成粉加入咖啡或茶中，以使口氣清香。肉類的菜餚如豬或鴨，可藉八角茴香調味，甚

八角茴香

至甜點中也可以加入它。英國的海上探險家在 16 世紀把
八角茴香引進歐洲，立即大受歡迎，法國、德國與義大
利等地都用它做酒類的調味劑。

化學結構　氧化物——桉油醇
　　　　　　酚類——茴香腦、黃樟腦
　　　　　　萜烴——松脂烯、繖花烴、苦艾萜、檸檬烯、松油萜、
　　　　　　　　　水茴香萜

屬　　性　祛腸胃脹氣、利尿、化痰、激勵、利胃。

注意事項　這種強勁的精油，可能會過度刺激神經系統，有過敏傾
向者應避免使用。它在芳香療法中的用途不廣，而且最
好完全避免在芳香療法中使用。

心靈療效　一般性的激勵效果。

身體療效　一、對消化系統而言似乎是全方位的精油，因為它有十
　　　　　　　　分強勁的祛脹氣特質。安撫胃部，減輕反胃感，藉
　　　　　　　　由激勵腸胃蠕動有效克服便秘。整體來說對腸是有
　　　　　　　　助益的。也許正因如此，而有減輕疝氣症狀的功
　　　　　　　　用。
　　　　　　二、它利尿的屬性可以解決膀胱方面的問題，例如膀胱
　　　　　　　　炎和少尿的毛病。
　　　　　　三、在身體發冷時，使手腳溫暖。對呼吸系統也相當有

益，能治癒喉嚨痛與胸腔感染，顯著改善肇因於寒冷氣候的風濕性腰痛。

四、據說也能刺激雌激素的製造，因此可用於改善經前症候群、經痛，有利於調經。

皮膚療效	未知
適合與之調和的精油	藏茴香、豆蔻、芫荽、絲柏、蒔蘿、茴香、薑、桔、苦橙葉、花梨木。

羅
勒

5

羅 勒
BASIL

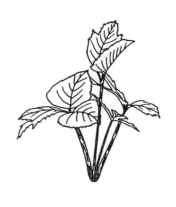

植物種類／萃取部位	藥草／花的頂端、葉
學　　　　名	羅勒屬 Ocimum basilicum
科　　　　名	唇形科 Labiatae
類 比 音 符	高音
主 宰 星 球	火星
萃 取 方 法	蒸餾

氣　　味	非常清甜，略帶香辛料的味道

外　　觀	羅勒有許多種類，但均源自亞洲與太平洋群島。在它長40公分的莖上，寬寬的橢圓尖葉映襯它可愛的白紫色花朵。在夏季，成群的蜜蜂總是繞著羅勒打轉。北非、塞浦路斯、以及西昔爾（非洲東部之島國）都出產羅勒精油，但據說歐洲產的羅勒品質最好。

應用歷史與相關神話	羅勒的種名源自希臘文，意指「皇家」；它的另外一個拉丁字源則意指「蛇類」，卻又不免予人聲名狼藉之感。 有一些荒謬的魔術師，以為他們可以用兩個石頭搗碎羅勒而變出蠍子來。聰明的印度民俗裏，視羅勒為神聖之物，認為天神賜與它保護的力量，事實上，的確有些印度部落在參加宗教儀式前，習慣嚼羅勒葉以獲得「天

啟」。它也被廣泛用於印度傳統的阿優斐達醫療中。

中國人珍視它已好幾個世紀，把它拿來入藥，治癲癇症尤其聞名。它受歡迎的程度，在二次大戰時到達巔峰，因為戰時不易取得香料。羅勒精油也被用在香水中。

化學結構	醇類──芫荽油醇 酮類──龍腦、樟腦、桉油醇 酚類──馬荷蘭酚、丁香粉 萜烴──羅勒烯、松油萜、蛇床烯
屬　　性	止痛、抗沮喪、防腐、抗痙攣、抗蛇毒、催情、殺菌、祛腸胃脹氣、利腦、助消化、通經、祛痰、退燒、催乳、殺蟲、健胃、利神經、催汗、補身、復健、激勵、驅蠕蟲。
注意事項	通常可激勵，但使用過量反而會引起麻痺。因為可通經，所以懷孕期間應避免使用，對敏感皮膚也可能有刺激性。
心靈療效	對神經是很好的補強劑，特別在感覺虛弱時，可使感覺敏銳並使精神集中，穩定歇斯底里與神經功能失調，可振奮沮喪的情緒。
身體療效	一、治頭疼和偏頭痛的一級品，可能是由於羅勒對頭部有益的屬性，據說可使瞬間的暈眩和暫時的麻痺恢

復正常。它還可以消除鼻黏膜上的息肉，改善耳痛。能減輕過敏的症狀，因為羅勒會影響腎上腺皮質，而腎上腺皮質能控制因壓力而造成的過敏現象。

二、羅勒對呼吸道也頗為有益，常被用於鼻竇充血、氣喘、支氣管炎、肺氣腫、流行性感冒、百日咳。亦可回復因黏膜發炎而喪失的嗅覺。

三、羅勒對消化異常也很有效，如嘔吐、胃痙攣、噁心、消化不良（上消化道的不適）和打嗝，它的抗菌作用可淨化腸和腎。

四、作用類似雌激素，對月經方面的問題通常都很管用，如經血過少、乳房滿脹，並可快速排離胞衣，對不易懷孕也有助益。

五、可用於黃蜂和昆蟲咬傷，過去還用來退瘧疾引起的高燒，而瘧疾正是由蚊子血中寄生蟲所傳染的。

六、可降低血液中的尿酸，進而紓解痛風和肌肉疼痛，促進血液循環，能減輕深層肌肉的痙攣。

皮膚療效 對下垂、阻塞的皮膚，有緊實、更新清爽之功效，也可控制粉刺。

適合與之調和的精油 佛手柑、黑胡椒、快樂鼠尾草、天竺葵、牛膝草、薰衣草、馬鬱蘭、香蜂草、橙花、檀香。

6

月　桂
BAY

植物種類／萃取部位	樹／葉
學　　　　名	月桂樹屬 Laurus nobilis
科　　　　名	樟科 Lauraceae
類 比 音 符	高音
主 宰 星 球	太陽
萃 取 方 法	蒸餾

氣　　味	甜甜的香料味，有點像肉桂。
外　　觀	這種堅實的常綠樹高達9公尺以上，實際上原產自南歐。它的另一個品種 Pimenta racemosa，為西印度的飲料 Bay Rum 增添不少風味。一般所見的月桂樹，有長矛狀的長葉，又厚又亮，小小的花朵呈乳黃色，結的是黑色的漿果。月桂精油的產地主要是摩洛哥及西班牙。
應用歷史與 相 關 神 話	埃及人用月桂用得極多，它也倍受羅馬人的青睞，羅馬人視之為智慧、護衛與和平的象徵。人們也常將月桂樹與醫療之神阿波羅聯想在一起。月桂的拉丁字源 Laudis 意為「讚美」，所以在奧林匹克競賽中獲勝的人，都會受贈一頂月桂編成的頭環，而「桂冠詩人」的意象，也正是由這個典故衍生出來的。 有個故事相傳，若將一片月桂葉置於枕下，你就能夢到

月
桂

好兆頭。比較實際一點的用法，是把它加在湯或醬汁裏，長久以來人們都這麼做的原因，在於月桂能增加唾液分泌以幫助消化。在希臘，人們仍在教堂的樓層上遍灑月桂葉，這大概是要借重它的抗菌特質。月桂樹的木材很耐用，所以人們拿它來做手杖。它的英名俗名除了叫 Bay 以外，有時也被稱為 Laurel。

化 學 結 構	醇類——牻牛兒醇、芫荽油醇、松油醇 氧化物——桉油醇 酚類——丁香酚 萜烴——水茴香萜、松油萜
屬　　　性	止痛、抗神經痛、抗菌、抗痙攣、開胃、收斂、促進膽汁分泌、利尿、通經、退燒、利肝、殺蟲、助產、激勵、利胃、促進發汗、補身。
注 意 事 項	泡個灑滿月桂葉的澡是羅馬人的最愛，但是月桂精油卻會刺激皮膚，甚至可能波及黏膜組織，因此它適不適合用在按摩中仍存有爭議。
心 靈 療 效	有輕微的麻醉效果，使心靈溫暖平靜。
身 體 療 效	一、對消化系統有顯著的助益，可以幫助你打開胃口、袪退脹氣、安撫胃痛，而且養肝補腎，促進尿液流動。

二、不管是風濕痛、一般性疼痛或是扭傷，月桂均有減
　　輕症狀的效果，尤其是與玫瑰、杜松調和使用的時
　　候。在感覺寒冷的情況下，特別適合以月桂為處
　　方。同時，藉由它發汗的作用，月桂也能降低體
　　溫。用在傳染性疾病上的功效卓著，可能還有助於
　　治療支氣管炎。

三、能調理生殖系統，調節流量過少的月經，並可在生
　　產時加速產程。

四、能幫助耳朵感染的病情好轉，進而減輕暈眩的感
　　覺，恢復平衡。

| 皮膚療效 | 頭髮及頭皮的良好補品，可刺激毛髮生長並清除頭皮屑。據說也能打散淤血，安撫發炎，以及縮小結疤的範圍。 |
| 適合與之調和的精油 | 雪松、芫荽、尤加利、薑、杜松、薰衣草、檸檬、馬鬱蘭、甜橙、玫瑰、迷迭香、百里香、依蘭。 |

安息香
BENZOIN

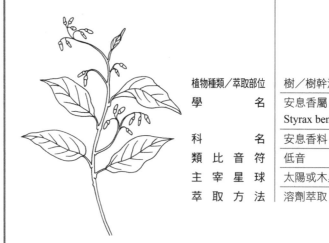

植物種類／萃取部位	樹／樹幹流出的樹脂
學　　　　名	安息香屬 Styrax benzoin
科　　　　名	安息香料 Styraceae
類 比 音 符	低音
主 宰 星 球	太陽或木星
萃 取 方 法	溶劑萃取

氣　　　味　　甜，似香草。

外　　　觀　　安息香樹生長於爪哇、蘇門答臘及泰國，人們在安息香的樹皮上切下三角形的缺口，而後樹汁便會流出。這種棕灰色的黏稠樹汁最後會凝固成硬塊，在定義上還不能算是精油，是香樹脂。使用前要隔水加熱使之溶化，也可以購買已溶在乙二醇中的液體使用。

應用歷史與
相 關 神 話　　這種芳香樹脂用在美容方面已有數百年之久。古代文明認為它是驅離惡靈的重要法寶，經常用於薰蒸和焚香。最近因為「苦行僧的香膠」中有安息香，使得安息香更受歡迎。在古老的藥草誌中，安息香常被叫做「樹脂安息香」、「香膠」或「樹脂班傑明」，一種老式的化妝水「處女牛奶」中便含有安息香、薰衣草及乙醇。一般人相信它能使皮膚「皎潔和明亮」，現今則多用於香水

中做定香劑。

化 學 結 構	酸類——安息香酸、肉桂酸 醛類——苯甲醛、香草醛 酯類——苯甲酸　酯
屬　　　性	抗菌、收斂、袪腸胃脹氣、有益頭部、興奮、除臭、利尿、化痰、鎮靜、治創傷。
注 意 事 項	若需集中注意力則最好避免使用，因為它會使人昏昏欲睡。
心 靈 療 效	因為能安撫神經系統，所以是緊張與壓力的紓緩劑。也能安撫悲傷、寂寞和沮喪的情緒。排除憂慮、樹立信心。紓解筋疲力竭的身心狀態。
身 體 療 效	一、對身體似有回春的效果，能溫暖心臟及循環系統，減輕一般的疼痛及關節炎。 二、對呼吸道異常現象的助益十分顯著。可潤肺並改善支氣管炎、氣喘、咳嗽、感冒、喉炎及喉嚨痛。對黏膜充血極為有效，可排除身體中的液態廢物。 三、也可幫助泌尿管道之異常如膀胱炎，因為它有益於尿液流動。還能治生殖器官的問題，如白帶，甚至處理性方面的問題，較著名的是治早洩。 四、對胃部有安撫作用，可排除脹氣，強化胰臟以幫助

消化。

五、據說能控制血糖高低，十分有助於糖尿病患者。另
　　外，可減輕口腔潰瘍。

皮膚療效	是龜裂、乾燥皮膚的聞名療方，能使皮膚恢復彈性。對手部、腳部皮膚龜裂及凍瘡、小疹子特別有用。是傷口及潰瘍的良好療方，對皮膚炎的發紅、發癢與刺激現象亦有療效。
適合與之調和的精油	佛手柑、芫荽、絲柏、乳香、杜松、薰衣草、檸檬、沒藥、橙、苦橙、玫瑰、檀香。

8

佛手柑
BERGAMOT

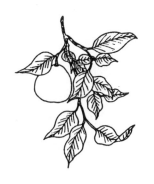

植物種類／萃取部位	樹／果皮
學　　　　名	柑橘屬 Citrus bergamia
科　　　　名	芸香科 Rutaceae
類 比 音 符	高音
主 宰 星 球	太陽
萃 取 方 法	榨取

氣　　味	輕淡、纖巧、清新，有些類似橙和檸檬，又帶著點花香。
外　　觀	有一種花也叫佛手柑，不要將兩者混淆了，那種裝飾用的花學名是 Monarda Didyma。而我們所講的佛手柑是一種 4.57 公尺高的樹，長著長長的綠葉，開的是白花。佛手柑的果實就像個小橘子，但是外皮坑坑窪窪，形狀呈梨形。其精油來源為義大利和摩洛哥。佛手柑樹在所有的柑橘屬植物中是最嬌嫩的，需要特別的氣候和土壤才能生長。
應用歷史與相關神話	佛手柑之名是由義大利一個小城之名而來，因為這種樹最早栽植於該地。但另有一傳說，哥倫布在卡納利島發現了這種樹，將它帶進西班牙和義大利。根據歷史記載，佛羅倫斯從 1725 年開始便懂得使用佛手柑，在義大

利，它是民間醫療很歡迎的藥材，但直到最近，他們才開始出口佛手柑。

有一種比較便宜的佛手柑精油，是從掉落但未成熟的果子所蒸餾出，有時候，這種精油還會被摻在較昂貴的精油裏。它的葉子蒸餾後，所得的是另一種型式的苦橙葉精油。通常在芳香療法中頗借重其提振情緒的特性，因此，佛手柑也是沮喪時的最佳選擇。大概是香水中最常見的成分，尤其常用於古龍水中。

化學結構	醇類——芫荽油醇、橙花醇、松油醇 酯類——芫荽酯 內酯——香柑油內酯 萜烴——苦艾萜、檸檬烯
屬　　性	止痛、抗沮喪、抗菌、抗痙攣、退腸胃脹氣、促進傷口癒合、興奮、除臭、利消化、化痰、退燒、殺蟲、鎮靜、利胃、補身、治創傷、驅蠕蟲。
注意事項	使用後，避免曝曬於強烈的日光下，因為它會增強皮膚對日光的敏感程度。這是由於佛手柑精油中含有香柑油內酯，它會幫助皮膚曬黑，但不能避免曬傷，也可能刺激敏感皮膚。
心靈療效	既能安撫，又能提振，因此是焦慮、沮喪，神經緊張時的最佳選擇。清新的特性，能安撫憤怒和挫敗感，也許

是因為它降低了交感神經的作用所致。

身體療效	一、對尿道極有價值的抗菌劑，處理尿道的感染和發炎現象很有效，主要能改善膀胱炎。 二、對消化道也頗有助益，可減輕消化時的疼痛、消化不良、脹氣、絞痛、食慾不振等。絕佳的腸內抗菌劑，能驅逐腸內寄生蟲，並明顯消除膽結石。對厭食症者很有用，因為佛手柑可以刺激食慾。 三、有助於呼吸道的傳染性疾病，如呼吸困難，扁桃腺炎，支氣管炎和肺結核等。對唇部疱疹、水痘、以及帶狀疱疹通常都頗有效。 四、調節子宮機能，曾用來治療經由性行為傳染的疾病。 五、極好的驅蟲劑，也能讓寵物遠離植物。
皮膚療效	佛手柑抗菌和療效性的作用，對油性皮膚的狀況尤其有益，特別是這些狀況與壓力有關時。這些狀況包括濕疹、乾癬、粉刺、疥瘡、靜脈曲張、傷口、疱疹、皮膚和頭皮的脂漏性皮膚炎。和尤加利併用時，對皮膚潰瘍療效絕佳。
適合與之調和的精油	洋甘菊、芫荽、絲柏、尤加利、天竺葵、杜松、茉莉、薰衣草、檸檬、馬鬱蘭、橙花、玫瑰草、廣藿香、依蘭。

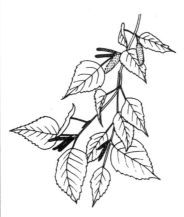

9		
樺　木 **BIRCH**		
	植物種類／萃取部位	樹／樹皮、樹枝
	學　　　　名	樺屬。Betula alleghani-ensis（黃色）；Betula pendula（銀色）；黑樺 Betula lenta（櫻桃色）
	科　　　　名	樺科 Betulaceae
	類 比 音 符	高音
	主 宰 星 球	金星或水星
	萃 取 方 法	浸軟和蒸餾

氣　　味	消毒抗菌的清新氣味。

外　　觀	生長於森林的龐大樹木，樹身長出的葇荑花使這種樹木極易辨識。在一百多個品種中，有些甚至可以長到 24 公尺高，其纖細的枝條往下生長，橢圓的葉片呈鋸齒狀。B. Alleghaniensis 原產於美國，B. Pendula 與黑樺則來自舊蘇聯、荷蘭與德國。黑樺是其中最矮小的樹種，也就是人們所知的甜樺木。在蒸餾之前，甜樺木的樹皮必須浸在溫水中泡軟以釋出精油。

應用歷史與 相關神話	樺木常引人聯想到驅魔，但在實際的應用上，其葉汁乃是口腔傷口絕佳的漱口液。千百年來，樺木的樹汁都被用來調製藥酒，其葉片沖茶喝則有利尿作用。它也是乳液與軟膏中的成份之一，也許是因為它具有收斂的作用。近年來則被使用於香水中。

俄羅斯過去曾生產樺木的木焦油，它被用在皮革業與肥皂業製造過程中，不過它也可以幫助風濕痛的關節、痛風和皮膚感染。

白樺是盛行於德國的護髮產品──「樺木之水」中的主要成份。樺木的主要化學成份──水楊酸甲酯──也是阿斯匹靈的主要成份，由此可知樺木具有止痛的特性。另外，在男性清潔用品中，樺木賦予它一股皮革的氣息，此類產品在法國比較流行。它結實的木材常被拿來製造傢俱、農具與居家用品。樺木也是常見的裝飾性路樹。

化學結構	酸類──水楊酸 酯類──水楊酸甲酯 倍半萜──樺木烯、Betulenol
屬　　性	止痛、抗菌、收斂、清血、消毒、利尿、殺蟲、補身。
注意事項	屬於強勁的精油，可能刺激敏感皮膚，用量上需特別注意，有些芳香療法師乾脆完全放棄它。
心靈療效	賦予活力，甚至帶來振奮的效果。
身體療效	一、樺木是一種具有淨化功能的精油，能清血，激勵汗腺而使身體釋出有害的毒素，幫助淋巴排毒，避免感染疾病。

樺
木

二、樺木能促進尿液流通，消滅有機的廢料，並可紓解
　　膀胱炎的疼痛。它也能清除尿蛋白，效果相當聞
　　名。消解膀胱與腎臟中的結石，有效對抗腎水腫，
　　對於腎臟有整體性的補強功能。

三、具有利尿屬性，有助於改善肥胖、蜂窩組織炎、以
　　及水腫的現象。

四、消除關節中積聚的尿酸，對風濕病、關節炎和肌肉
　　痠痛很有好處。據說止痛的作用相當強勁。

皮膚療效　可在慢性的皮膚問題上出現效果，如濕疹、乾癬、粉刺
與皮膚潰瘍。

**適合與之調
和的精油**　豆蔻、洋甘菊、乳香、薑、薰衣草、檸檬、甜橙、萬壽
菊、白千層、百里香。

10

黑 胡 椒
BLACK
PEPPER

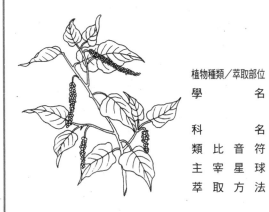

植物種類／萃取部位	灌木／果實
學　　　　名	胡椒屬 Piper nigrum
科　　　　名	胡椒科 Piperaceae
類 比 音 符	中音
主 宰 星 球	火星
萃 取 方 法	蒸餾

氣　　　味	非常強烈的辛辣味。
外　　　觀	墨綠色的葉片，白色的花朵，以及紅色的果實妝點了這種似葡萄藤的爬牆灌木。原本是一種森林中的植物，在陰暗的地方長得最好。自然生長可長到 6 公尺以上，但人工育種只能長到 3.65 公尺左右。胡椒精油是萃取自黑胡椒而非白胡椒，因為黑胡椒較具香氣同時也含有較多的精油。栽種於東方，精油主要產地為新加坡、印度和馬來西亞。
應 用 歷 史 與 相 關 神 話	非常古老並倍受尊崇的香料，印度人在四千年前便開始使用它，主要用來治療泌尿功能與肝功能失調，可能也用來治霍亂和痢疾。其名之字根源出梵語的「pippali」，而後演變為拉丁文的「piper」。 羅馬人十分愛用黑胡椒，甚至可拿它來替代錢幣付稅。

黑胡椒

希臘人總在需要退燒時使用黑胡椒，而土耳其人對凡是
運載黑胡椒經過土耳其的篷車均課以重稅。中世紀時，
印度與歐洲之間的胡椒貿易是很重要的生意，以至於葡
萄牙、法國和荷蘭常因而掀起海戰，19世紀以前葡萄牙
一直獨占胡椒的貿易。在這段動亂的歷史中，黑胡椒曾
被用以治療淋病和尿道炎。

化 學 結 構　酚類——丁香酚、肉豆蔻油醚、黃樟腦
　　　　　　　萜烴——沒藥萜烴、樟烯、麝子油烯、檸檬烯、楊梅烯、
　　　　　　　　　　　水茴香萜、松油萜、檜烯、蛇床烯、側柏烯
　　　　　　　倍半萜——丁香油烴

屬　　　性　止痛、止吐、抗菌、抗痙攣、催情、利心臟、除胃腸脹
　　　　　　　氣、排毒、利消化、利尿、退燒、輕瀉劑、皮膚溫熱、
　　　　　　　激勵、利胃、補身。

注 意 事 項　使用過於頻繁或過量，都會過度刺激腎臟，也可能刺激
　　　　　　　皮膚。

心 靈 療 效　非常具有激勵效果，強化神經和心靈。挫敗時能給予耐
　　　　　　　力，感覺麻木時則可用以溫暖心房。

身 體 療 效　一、緊實骨骼肌，擴張局部的血管，所以對肌肉酸痛、
　　　　　　　　　疲累的四肢和肌肉僵硬都很有幫助。過度伸展肌肉
　　　　　　　　　如運動之前，若先用黑胡椒精油，將可有效預防肌

肉痠痛。同時也有益於風濕性關節炎與四肢短暫的麻痺現象。

二、強化胃功能，增加唾液的分泌與流動，促進食慾，驅退脹氣，止吐，並增進蠕動。有助於改善腸的問題，因為它能使結腸肌肉保持緊實。據說是魚類及磨菇類食物中毒的解藥。激勵腎臟，促進尿液的製造。

三、消除多餘的脂肪，也許是藉由幫助消化蛋白質（如極滋養的肉類）而達成的。一般而言亦可排毒。

四、促進血液循環，而且或可改善貧血，因為它能幫助血液形成新血球。

五、對呼吸道疾病頗為有益，特別是著涼感冒的時候，極小的劑量就能夠退燒。

皮 膚 療 效	有益於消退淤血。
適合與之調和的精油	羅勒、佛手柑、絲柏、乳香、天竺葵、葡萄柚、檸檬、玫瑰草、迷迭香、檀香、依蘭。

白千層

11

白千層
CAJEPUT

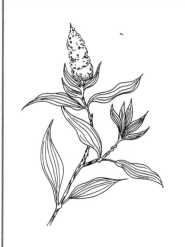

植物種類／萃取部位	樹／葉和短枝
學　　　　名	白千層屬 Melaleuca leucadendron
科　　　　名	桃金孃科 Myrtaceae
類 比 音 符	高音
主 宰 星 球	未知
萃 取 方 法	蒸餾

氣　　味　　甜甜的藥草香，略刺鼻。

外　　觀　　這種生機盎然的樹原產於馬來亞的海岸平原，可長到13.7公尺高。菲律賓、摩鹿加島和澳洲也有它的蹤跡。樹皮為白色、樹幹彎曲，非常容易生長，甚至會佔去其它樹種的生存空間。即使砍除後又能自動再生，所以人工栽植並不多見。Caju-pute 在馬來語中意謂著白色的樹，因此常被稱做白色茶樹。

應用歷史與
相關神話　　白千層在東方有著各式各樣的用途，從烹飪到化妝品和香水，它都派得上用場。它的抗菌特性倍受讚譽，長期以來一直是馬來亞、印度與中國等地極受歡迎的家庭良藥。被尊為胃病和皮膚病的萬靈丹，也是風濕和霍亂的傳統處方。常被用為室內芳香劑以驅除蚊蟲。古印度稱它為 Kayaputi。

化 學 結 構	醇類——松油醇 醛類——苯甲醛 氧化物——桉油醇 萜烴——苦艾萜、檸檬烯、松油萜
屬　　　性	止痛、抗神經痛、抗風濕、抗菌、抗痙攣、似香膠、可促進傷口結疤、解除充血和腫脹、化痰、退燒、殺蟲、利肺、激勵、催汗、驅蟲。
注 意 事 項	是一種非常強勁的精油，使用時宜小心謹慎，有可能刺激敏感皮膚及黏膜組織。
心 靈 療 效	相當具激勵效果，可使思緒清晰，喚醒懶散的狀態，並平衡身心。
身 體 療 效	一、呼吸道絕佳的抗菌劑，白千層能夠促進發汗，使發燒減輕至最輕微程度，感冒時用吸入法也很有幫助。泡澡中加入一滴，能促使發汗以排出流行性感冒的毒素。感染初期時使用特別有效，如感冒、咽炎、喉炎和支氣管炎。 二、據說能減輕長期的肺部疾病，也能改善氣喘。 三、紓緩腸的絞痛與發炎現象，如腸炎、痢疾、胃痙攣、神經性嘔吐和腸內寄生蟲。 四、對泌尿系統同樣具有抗菌效果，還能改善膀胱炎及尿道炎。

白千層

五、其鎮痛屬性可用於神經痛、頭痛、牙痛、耳痛、痛風、慢性風濕、肌肉僵硬、及一般性的疼痛，治療牙痛幾乎和丁香一樣有效。

六、成份類似雌激素，可改善更年期的問題，紓緩經痛。

七、著名的解毒劑，可治蚊蟲咬傷和頭蝨。為寵物抹上此油之後，跳蚤、蝨子就只能另覓棲身處了。

皮膚療效	有益於長期、慢性之皮膚狀況，如粉刺和乾癬。
適合與之調和的精油	歐白芷、佛手柑、樺木、豆蔻、丁香、天竺葵、義大利永久花、薰衣草、香桃木、綠花白千層、肉豆蔻、玫瑰、花梨木、百里香。

12

樟 樹
CAMPHOR

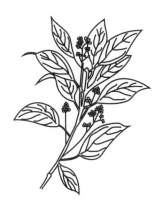

植物種類／萃取部位	樹／木材
學　　　　名	樟屬 Cinnamomum camphora
科　　　　名	樟科 Lauraceae
類 比 音 符	低音
主 宰 星 球	未知
萃 取 方 法	蒸餾

氣　　味　新鮮、潔淨、極具穿透力。

外　　觀　生長於東方，特別是婆羅洲，中國、斯里蘭卡、馬達加斯加和蘇門答臘。它是一種十分堅硬的常綠樹，可以長到 3 公尺高，白色的花朵與紅色的漿果點綴在它小小的鋸齒狀樹葉之間。這種長壽的樹木常可活 1000 年，一般需要 50 年的樹齡才有使用價值。這種樹由根到葉均含有樟腦的成份，不過它無色的結晶塊則要費時數年才能形成。有一種原產自蘇門答臘的龍腦樟樹（家族為龍腦香科，學名是 Dryobalanops camphora），其精油較一般的樟樹精油溫潤，所以較為芳香療法界所愛用。

應用歷史與相關神話　有些遠東地區的文明視樟樹為神聖之物，所以常將它用於祭典儀式中。人們會為戰鬥的英雄冠上樟樹的樹葉，另外它也常被用來防腐屍體。樟樹強烈的氣味似乎很吸

樟樹

引中國人，甚至於遠赴越南進口樟樹建造船舶與寺廟。
一度它還被古波斯（即今之伊朗）當作對抗瘟疫的強藥。
波斯王「克羅斯羅伊斯11世」（Chrosroes 11）珍視樟樹
的程度，甚至把樟樹與其它的珠寶共同收藏在他巴比倫
的宮殿中。考古學家在義大利的一次挖掘行動時發現，
在一個龍腦樟罐中，竟還保存有尚未腐壞的有機體。

長久以來它一直是個十分重要的精油，在世界各地廣泛
地被用作芳香劑與殺蟲劑。

化學結構

酮類——樟腦

醇類——龍腦

酚類——黃樟腦

萜烴——樟烯

屬　　性

止痛、抗沮喪、抗菌、抗痙攣、利心臟、祛脹氣、利
尿、退燒、升高血壓、殺蟲、輕瀉劑、使皮膚溫暖、激
勵、催汗、驅蟲、治創傷。

注意事項

一種強勁的精油，非常刺激，劑量過高將導致抽搐與嘔
吐，孕婦、癲癇及氣喘患者不可使用。白色的樟樹精油
據說比黃色和棕色的精油毒性來得低，因為後二者含有
大量的黃樟腦（一種酚類）。日本樟樹油中含有更毒的
酮類。

心靈療效

雖然它主要的特質是激勵作用，但樟樹精油仍可算是一

種平衡的精油，可安撫神經質的狀態，尤其是因沮喪而麻木的神經質，所以有助於復健期的心靈狀態，明顯有益於精神官能症之類的身心病症。

身體療效	一、激勵心臟、呼吸與循環功能，可提昇低血壓、淨化充血的肺臟，使呼吸順暢，常用作吸入劑。 二、有助於任何身體發寒的狀況，從普通的病菌到嚴重的肺炎都可用樟樹精油。它平衡的作用也能在發炎時派上用場，樟樹精油使人體處於均衡的狀態，依需要而發揮回暖或降溫的功能。 三、對於消化道的作用在於鎮定安撫，不管是對便秘或腹瀉都有很好的效果，也有助於腸胃發炎。能影響泌尿系統，幫助順利排尿，也能減輕性器官受刺激的不適。 四、有益於僵硬的肌肉，在運動時特別有用。也用以減輕風濕病的疼痛。過去，它被用於治療較嚴重的疾病，如霍亂、肺炎和肺結核。一般來說，有益於減輕傳染性疾病的病情。
皮膚療效	在皮膚上產生清涼的作用，因而能減輕發炎的情況。尤其適用於油性皮膚，處理粉刺、灼傷與潰瘍。將樟樹精油以冷敷法用於淤傷和扭傷，通常都能奏效。
適合與之調和的精油	羅勒、白千層、洋甘菊、薰衣草、香蜂草。

13

藏茴香
CARAWAY

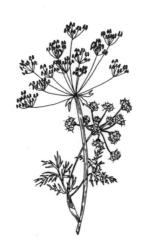

植物種類／萃取部位	藥草／種子
學　　　　名	黃蒿屬 Carum carvi
科　　　　名	繖形科 Umbelliferae
類 比 音 符	高音
主 宰 星 球	水星
萃 取 方 法	蒸餾

氣　　味　甜卻刺激，有點像胡椒味。

外　　觀　人工栽植於北歐、非洲及俄羅斯，不過藏茴香的原產地其實是小亞細亞的一個國家——卡里亞 Caria。這種植物可以長到 60 公分高，果實與茴香、小茴香的果實極為相似，藏茴香的葉子柔軟而狀如羊齒植物，小小的棕色果實有些捲曲，一簇簇的花叢或為粉紅色或呈白色。

應用歷史與
相關神話　藏茴香又被叫做「草地小茴香」、「孜然」，它是一種非常古老的香料，遠從石器時代開始便為人們所使用。埃及人喜歡拿藏茴香為食物調味，而在他們的墓穴中也可以發現微量的藏茴香。羅馬人用它製成麵包，而且是擺在最後一道食用，這可能是因為它具有祛腸胃脹氣的作用。

藏茴香在阿拉伯世界裏也十分聞名，其英文俗名 Caraway

就是從阿拉伯語的 Karawya 演變而來的。它擁有強化視力的盛名，也能讓口氣芳香，可藉它來留住愛人。印度人用它來製造肥皂。整個中世紀裏，它的盛名不衰，特別受到德國菜與奧地利菜的垂青。它也可以釀製欽梅爾酒，這是波羅的海東岸的名產。而將它引進英格蘭的是維多利亞女王的王夫——艾伯特親王。

化 學 結 構	醛類——乙醛、小茴香醛、糖醛 酮類——藏茴香酮 萜烴——檸檬烯
屬　　　性	抗菌、抗痙攣、開胃、收斂、利心臟、祛腸胃脹氣、清血、利消化、消毒、利尿、通經、化痰、催乳、殺寄生蟲、激勵、驅蟯蟲。
注 意 事 項	這是一種強勁的精油，可能會刺激敏感皮膚，是否適合用於按摩中仍是具爭議性的問題。
心 靈 療 效	為情緒注入一股暖流，調節神經，紓解心理的壓力和疲累，亦可補充喪失的精力。
身 體 療 效	一、對胃部的問題有安撫的效果，尤其像是腹痛、胃痙攣和脹氣。可穩定消化作用，刺激胃口，減輕腹瀉和一般的腸疾。據說它可以使口氣芬芳，事實上也確有其事，因為它能中和胃部的發酵作用。

藏茴香

二、似乎有益於泌尿方面的問題，因為它可以增加尿量
　　進而排掉毒素，也可以養肝與改善肝炎。

三、它祛痰的特性有助於支氣管炎和氣喘患者。另外對
　　於其它的喉部與肺部問題也有改善效果，如喉炎和
　　吞氣症。

四、促進哺乳母親的泌乳量，整體而言可算是腺體的補
　　品。對經痛也有安撫作用。

五、治耳朵疼痛效果頗佳，改善眩暈的毛病，也能刺激
　　循環系統，整體而言能使身體恢復健康。

皮膚療效

有效促進組織再生，特別適合油性膚質。已知可消散淤
血，治療癤子，淨化受感染的傷口。其它的好處還包括
紓解皮膚發癢、粉刺、頭皮問題以及疥癬。藏茴香一度
還曾被用以改善蒼白的膚色。

**適合與之調
和的精油**

羅勒、月桂、安息香、豆蔻、洋甘菊、芫荽、欖香脂、
乳香、白松香、天竺葵、薑、薰衣草、甜橙、花梨木。

14

豆 蔻
CARDAMOM

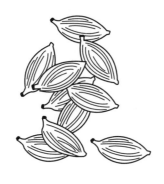

植物種類／萃取部位	藥草／種子
學　　　　名	豆蔻屬 Elettaria cardamomum
科　　　　名	薑科 Zingiberaceae
類 比 音 符	高音
主 宰 星 球	未知
萃 取 方 法	蒸餾

氣　　味	甜而帶香料味，類似苦檸檬。
外　　觀	在印度、錫蘭和中南半島都有野生及人工栽培的豆蔻，但是豆蔻精油卻產於南美和法國。豆蔻是一種多葉的有莖灌木，長5.5公尺，有極長的葉與淡黃的花，花朵的頂端又泛淡紫色。豆蔻長橢圓形的灰色果實內含有許多種子，通常是在果實即將成熟前才收集它的種子。
應用歷史與 相 關 神 話	在印度，長久以來都被用做調味料和藥材。一般認為豆蔻對消化系統有良好的效果。可減輕痔瘡、黃疸和泌尿方面的困難。埃及人認為它很適合用於香水和焚香中，他們嚼豆蔻的種子來保持牙齒的潔白。現在豆蔻常與咖啡豆調配磨碎以增加咖啡的風味。 羅馬人會在大啖美食之後，食用豆蔻來促進消化，阿拉伯人同樣認為豆蔻有利消化，他們甚至還相信它有催情

豆蔻

的作用。豆蔻也出現於東歐的烹調中，因為豆蔻可以明顯地掩蓋大蒜的氣味。在古龍水中，它是很受歡迎的成份。據說豆蔻精油是在 1544 年問世的，這是在葡萄牙人發現它們以後的事。

化學結構　醇類——松油醇
　　　　　　氧化物——桉油醇
　　　　　　萜烴——檸檬烯、檜烯、松油烴

屬　　性　抗菌、抗痙攣、開胃、催情、袪腸胃脹氣、利腦、利消化、利尿、促進唾液分泌、激勵、利胃、補身。

注意事項　敏感皮膚宜小心使用，因為豆蔻可能會引起過敏反應。

心靈療效　使感官溫暖，特別在感覺虛弱疲憊時可提振情緒，使人感覺清新並賦予活力，也許還能清理迷惑、紊亂的思緒。

身體療效　一、特別有助於消化問題，尤其是源自神經緊張的消化異常，能發揮輕瀉劑的作用，用來處理絞痛、脹氣、上消化道不適與胃灼熱，紓解反胃的感覺。有效消除口臭，因為豆蔻能調理胃部的發酵，刺激唾液流動，並可開胃。
　　　　　　二、幫助膽汁的分泌，分解並減少體內脂肪。其利尿的功能可以在排尿困難時派上用場。

三、它催情的作用也許是由於其補身進而提高性反應的
　　效果，有一段時間曾被用來治療男性的陽痿。同時
　　它也可以安撫經前症候群的頭痛和易怒。

四、對呼吸系統的效果也不錯，能紓解咳嗽，並使發冷
　　的身體暖和。

皮膚療效	未知。
適合與之調和的精油	芫荽、乳香、白松香、天竺葵、杜松、檸檬、香桃木、松、花梨木、馬鞭草。

15

胡蘿蔔種子油 CARROT SEED

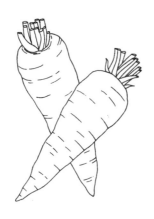

植物種類／萃取部位	藥草／種子
學　　　名	胡蘿蔔屬 Daucus carota
科　　　名	繖形科 Umbelliferae
類 比 音 符	中音
主 宰 星 球	水星
萃 取 方 法	蒸餾

氣　味　略甜而乾燥的味道。

外　觀　這種精油是從野胡蘿蔔中蒸餾而得，但一般食用的胡蘿蔔也有蒸餾出精油的可能，這兩個品種的莖與葉頗為類似，只是野胡蘿蔔的組織較粗，而且根部不可食用。它的莖上開有紫心白花，整棵植物可蒸餾出精油，這種精油主要產自歐洲，有些則得自埃及與印度。

應用歷史與相關神話　在古代的世界裏，胡蘿蔔的醫療價值極受推崇，carrot這個名字便源自希臘文的 carotos。古代人已認識到胡蘿蔔祛脹氣與利肝的屬性。自16紀開始，胡蘿蔔漸趨流行，它處理皮膚疾病的能力更是聲譽卓著。

近來它開始被用在癌症病人身上，尤其是喉嚨和胃部的癌症。它對皮膚癌也有效果，因為胡蘿蔔中富含胡蘿蔔素，可在體內轉化為維生素A，維生素A對皮膚、毛髮、

牙齒、牙齦的健康,有決定性的影響。

長久以來胡蘿蔔一直與良好的視力連在一起,它也能縮短罹病的時間。胡蘿蔔種子油是食品調味劑,也是含酒精飲料及一些香水中極重要的成份。

化 學 結 構	酸類——醋酸 醇類——胡蘿蔔醇 酚類——細辛腦 萜烴——沒藥萜烴、檸檬烯、松油萜
屬　　　性	祛脹氣、促進細胞再生、清血、利尿、通經、養肝、激勵、補強、驅蟲。
注 意 事 項	最好避免在懷孕期間使用。
心 靈 療 效	可淨化心靈,能紓解壓力與筋疲力竭的感覺。
身 體 療 效	一、是極佳的身體淨化油,因為胡蘿蔔種子油對肝臟有解毒的功效。亦有益黃疸及其它的肝臟問題,輔助消滅腎結石,改善肝炎的功效十分著名。 二、能清腸,控制脹氣,抑止腹瀉,可緩和胃潰瘍的疼痛。可釋出滯留的水分,減輕膀胱炎,另外似乎也能安撫痛風的病情。 三、藉著增加紅血球的數目,胡蘿蔔種子油能增強器官的機能與活力,可能也有助於貧血及伴隨貧血而來的

疲弱感。

四、似乎對流行性感冒、支氣管炎之類的呼吸道問題頗
　　有作用。因為它能強化鼻、喉、肺的黏膜組織，據
　　說也能改善咳嗽和凍瘡。有調理荷爾蒙的功能，因
　　此在生殖系統方面的效用絕佳，可規律經期，幫助
　　受孕，改善不孕症。

皮膚療效	胡蘿蔔種子油能強化紅血球，所以可以改善膚色，使皮膚更緊實有彈性。使用後的皮膚變得年輕有活力，還可淡化老人斑，是早衰皮膚的救星。預防皺紋的生成——也許這是由於胡蘿蔔種子油可促成表皮細胞再生，同樣地，這個功能也能促進傷口結疤。據說還能改善其它的皮膚問題，如流湯的傷口及潰瘍、白斑、搔癢、癤子、濕疹、乾癬等。可治療發炎的傷口，以及粗硬乾燥的皮膚和雞眼。
適合與之調和的精油	佛手柑、杜松、薰衣草、檸檬、萊姆、蜜蜂花、迷迭香、馬鞭草。

16

雪　松
CEDAR-
WOOD

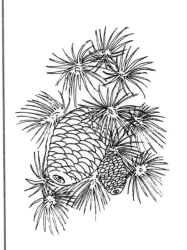

植物種類／萃取部位		樹／木材
學　　　名		檜屬 Juniperus virginiana 鉛筆柏、紅刺柏（紅）雪松屬 Cedrus atlantica（白）
科　　　名		柏科／松科 Cupressaceae/ Pinaceae
類 比 音 符		低音
主 宰 星 球		太陽
萃 取 方 法		蒸餾

氣　　　味	木質香，有點像檀香的味道，但較乾燥。
外　　　觀	維吉尼亞雪松是一種高大的紅木，原產於北美；另一種大西洋雪松則產自摩洛哥，但這兩種樹種所產出的精油其療效並無太大差異。
應用歷史與相關神話	Cedar 是閃族語，意指精神的力量，它還是閃族恆久信仰的象徵。人類最早使用的芳香物質之一，常被用為寺廟中的焚香，因而使人對它存有神秘的印象。古埃及人廣泛使用此油，特別是在製作木乃伊時。埃及人拿雪松的木材做棺木及船桅。雪松還曾被用來建造寺廟等的大型建築物，但現在多用以製作小件物品，像盒子、鉛筆等，這是因為雪松的木材在某些條件下會變形。一些古董所使用的雪松品種（黎巴嫩雪松，乃大西洋雪松的近親）因為使用過度，現在已經非常稀少了。

在東方，當無法得到檀香精油時，人們就用雪松來治淋病。在北美洲它則被用於治支氣管炎、肺結核，以及皮膚疾病。Mithvidat 是一種用來解毒的百年老藥，其中便有雪松這味成分。現在雪松是香水裏的主要基劑。

化 學 結 構	醇類——雪松醇 倍半萜——杜松萜烯、雪松烯
屬　　　性	抗菌、收斂、利尿、柔軟、化痰、殺黴菌、殺蟲、鎮靜、補身。
注 意 事 項	高濃度可能會刺激皮膚，最好不要在懷孕期間使用。
心 靈 療 效	神經緊張和焦慮狀態可以藉雪松的安撫效果獲得鎮定，也有助於沈思冥想。
身 體 療 效	一、比較適合處理慢性的病痛，不適於急性症狀。是腺體與神經系統的調節劑，因此能使身體回復正常狀況，並維持體內的環境恆定。 二、它主要的作用在於呼吸道方面，由於其止咳化痰的特性，能改善支氣管炎、咳嗽、以及流鼻水等問題。過多的痰可以藉雪松治癒，因為它有「乾化」的效果。 三、對生殖、泌尿系統有重要的療效，像膀胱炎，尤其是帶灼熱痛楚者，雪松都能有所助益，還可調節腎

臟功能。

四、能減輕慢性風濕痛與關節炎的疼痛。

皮膚療效	它收斂、抗菌的特性最有利於油性膚質，當然也能改善面皰和粉刺皮膚。它還能幫助消除瘡痂、膿、以及一些慢性病，如濕疹和乾癬。絕佳的護髮劑，可有效對抗頭皮的皮脂漏、頭皮屑和禿髮，與絲柏、乳香調和使用，有明顯軟化皮膚的效果。
適合與之調和的精油	安息香、佛手柑、肉桂、絲柏、乳香、茉莉、杜松、薰衣草、檸檬、菩提花、橙花、玫瑰、迷迭香。

芹
菜

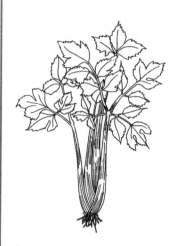

17

芹 菜
CELERY

植物種類／萃取部位	藥草／種子
學　　　　名	芹屬 Apium graveolens
科　　　　名	繖形科 Umbelliferae
類 比 音 符	中音
主 宰 星 球	水星
萃 取 方 法	蒸餾

氣　　味　　新鮮、溫暖，略帶香料味。

外　　觀　　原產於歐亞大陸，喜歡在靠海的濕地生長，其莖平滑，長約 60 公分。開白花，淡綠色的葉片十分嬌嫩。它小小的棕色種子在蒸餾前才予以碾碎。芹菜精油的主要來源是印度和法國。

應用歷史與
相關神話　　芹菜的屬名 Apium 歐芹源自凱爾特語的 apon，意思是「水」。而其種名 graveolens 拉丁文意指「重力」。古埃及人與希臘人常將芹菜與葬禮連在一塊兒，可見他們視芹菜為哀傷和死亡的象徵，然而，永遠實際的埃及人也利用芹菜來減輕四肢的腫脹。

到了近代，我們可以在南歐的一些邊界鹼土上發現芹菜，17 世紀時，芹菜更被義大利人拿來栽植。而原來的品種從此發展出許多種不同的品種。芹菜有時又被稱作

「芳香野芹」，因為這整株植物在烹調中，均扮演著調香的角色，常用於湯和沙拉中，它富含礦物質，可提供低鹽的餐飲。卡爾培波主張這種藥草可以「解除女性的障礙」，由此可知它對生殖系統具有的正面影響力。此外，它還是出名的鳥飼料、神經方面的補品、以及調味料。

化學結構　酸類——瑟丹硬石膏
內酯類——瑟丹內酯
萜烴——檸檬烯、蛇床烯

屬　　性　消炎、抗風濕、催情、祛腸胃脹氣、利尿、降低血壓、鎮靜、補身。

注意事項　未知

心靈療效　對中樞神經系統有補強的效果，因此有益於神經失調，最理想的情況可帶來一種喜樂的感受。

身體療效　一、芹菜顯著的利尿特性可以幫助改善超重的問題，特別是由於水腫與蜂窩組織炎所導致的超重。它也能淨化膀胱、肝臟與脾臟，由清血的方式有效排淨身體的毒素。
二、芹菜被廣泛用以解消聚積在關節內的尿酸，有助於風濕、關節炎和痛風患者。

芹
菜

三、具有袪腸胃脹氣的作用，有益於消化道，尤其對於
　　驅除脹氣，減輕充脹感特別有用。

四、一般相信可降低性方面的困擾，可能是因為它對焦
　　慮與緊張具鎮靜效果。它令人愉快的本質可以為心
　　靈注入一種微微的陶醉感，由此可以想見，它催情
　　的效果應為確有其事。據說芹菜還能降低高血壓，
　　因此能幫助心臟不好的人恢復性慾。

五、它消炎的特性在一般情況下可以退燒，而且對支氣
　　管炎也有些許功效。

皮膚療效	改善皮膚因充水引起的浮腫、發紅的現象。
適合與之調和的精油	歐白芷、羅勒、白千層、洋甘菊、葡萄柚、癒創木、檸檬、甜橙、玫瑰草、迷迭香、馬鞭草。

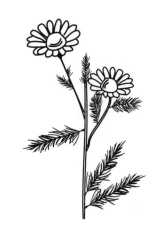

植物種類／萃取部位	藥草／乾燥的花朵
學　　　　名	羅馬洋甘菊（春黃菊屬）Anthemis nobilis；德國洋甘菊（母菊屬）Matricaria chamomilia
科　　　　名	菊科 Compositae
類 比 音 符	中音
主 宰 星 球	太陽
萃 取 方 法	蒸餾

18

洋甘菊
CHAMO-
MILE

氣　　　味　水果香，似蘋果的香氣。

外　　　觀　原產於英國，栽種於德國、法國和摩洛哥。羅馬洋甘菊和德國洋甘菊有許多共同的特徵：約 30 公分高，中心黃色，花瓣白色，略為毛茸茸的葉片。德國洋甘菊長得小，這兩種洋甘菊的精油都含藍香油烴（一種高效的抗過敏物質），但它主要存在於精油而非整株植物中。德國洋甘菊中的藍香油烴含量稍為多一點，顏色為深藍色，有時被稱作「匈牙利洋甘菊」。

應用歷史與　據卡爾培波的說法，埃及人把這種藥草獻祭給太陽，因
相 關 神 話　為洋甘菊能治熱病，其它的文獻則指稱它是屬於月亮的藥草，因為它有清涼的效果。
　　　　　　埃及祭司在處理神經方面的問題時，特別推崇洋甘菊的安撫特性，它在歷史上被尊稱為「植物的醫師」，因為

洋甘菊

它可以間接治療種在它周圍的其它灌木。

它的名字源自希臘文，意指「地上的蘋果」，而其拉丁種名 Nobilis 意指「高貴的花朵」。多年來廣被使用於洗髮精中，特別是針對淺色頭髮的滋潤和增亮效果。目前則多用在化妝品及香水裏。甘菊茶是消化問題上極受歡迎的幫手，它亦能促進好眠，改善黃疸及肝臟等疾病，這也是它被加入飯後酒中的原因。

化學結構

羅馬洋甘菊：

　　酸類——甲基酪胺酸、甲基丙烯酸、Tiglic

　　倍半萜——天藍烴

德國洋甘菊：

　　醛類——小茴香醛

　　倍半萜——天藍烴

屬　　性

止痛，抗過敏，抗抽搐，抗憂鬱，止吐，抗發炎，止癢，抗風濕，抗菌，抗痙攣，祛腸胃脹氣，促進膽汁分泌，促進結疤，利消化，利尿，柔軟皮膚，通經，退燒，利肝，利神經，鎮靜，利脾，利胃，催汗，補身，驅蠕蟲，治創傷。

注意事項

有通經的效果，懷孕早期應避免使用。

心靈療效

安撫效果絕佳，可紓解焦慮、緊張、憤怒與恐懼，使人放鬆有耐性，感覺祥和。減輕憂慮，讓心靈平靜，對失

眠很有幫助。

身體療效　一、洋甘菊止痛的功能，可緩和悶悶的肌肉疼痛，尤其
　　　　　　　是因神經緊張引起的疼痛，對下背部疼痛也很有幫
　　　　　　　助。同樣的作用還能鎮定頭痛、神經痛、牙痛及耳
　　　　　　　痛。
　　　　　　二、可規律經期，減輕經痛，常被用來減輕經前症候群
　　　　　　　和更年期的種種惱人症狀。
　　　　　　三、使胃部舒適，減輕胃炎、腹瀉、結腸炎、胃潰瘍、
　　　　　　　嘔吐、脹氣、腸炎，及各種不舒服的腸疾。據說對
　　　　　　　肝的問題也有幫助，改善黃疸及生殖泌尿管道之異
　　　　　　　常。
　　　　　　四、可改善持續的感染，因為洋甘菊能刺激白血球的製
　　　　　　　造，進而抵禦細菌，增強免疫系統，對抗貧血也頗
　　　　　　　見效。

皮膚療效　減輕燙傷，水疱、發炎的傷口，潰瘍和癤。幫助改善濕
　　　　　　疹、面皰、疱疹、乾癬、超敏感皮膚，及一般的過敏現
　　　　　　象。平復破裂的微血管，增進彈性，對乾燥易癢的皮膚
　　　　　　極佳。消除浮腫，強化組織，是非常優良的皮膚淨化保
　　　　　　養品。

適合與之調　安息香、佛手柑、天竺葵、茉莉、薰衣草、檸檬、馬鬱
和的精油　蘭、橙花、玫瑰草、廣藿香、玫瑰、依蘭。

19

肉　桂
CINNAMON

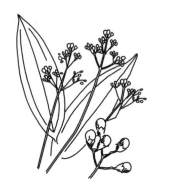

植物種類／萃取部位	樹／花蕾，樹皮，葉子
學　　　　名	樟屬 Cinnamomum zeylanicum
科　　　　名	樟科 Lauraceae
類　比　音　符	低音
主　宰　星　球	太陽或水星
萃　取　方　法	蒸餾

氣　　　　味　帶香料味，略衝鼻，甜甜的麝香味。

外　　　　觀　這種充滿異國情調的鏽色樹木終年開花，原生於印尼，但 18 世紀時開始由荷蘭人栽植於斯里蘭卡。它淡棕色的厚羽管卷曲成莖，雖然在自然狀態下能長到 5 公尺，但為了商業上的目的，一般只讓它長到 1.8 公尺。肉桂也生長在東印度群島、爪哇、及馬達加斯加。

應用歷史與
相 關 神 話　這是一種非常古老的香料，一直被視為珍貴物品，特別用做寺廟裏的焚香。神話中的火鳳凰蒐集肉桂、沒藥與印度甘松香，用以燃起神奇之火，好浴火重生。埃及人認為它是有益於足部的好油，它也是膽汁過多的絕佳療藥。早在千年前，肉桂便已是印度、中國以及埃及之間的重要貿易商品。

中國人用肉桂治脹氣、降肝火。希臘人看重它利胃、抗

菌的特性。羅馬人把它用在他們著名的香水 Susinum 中。
第 9 世紀時，歐洲人開始將肉桂加入酒類和調情酒內，
婦女臨盆時也用肉桂做鎮靜劑。英國在 18 世紀末期佔領
斯里蘭卡後，肉桂工業就成了東印度公司的獨占事業。

化 學 結 構	醇類——芫荽油醇 醛類——苯甲醛、肉桂醛、糖醛 酚類——丁香粉、黃樟腦 萜烴——繖花烴、苦艾萜、水茴香萜、松油萜
屬　　　性	麻醉、抗菌、抗腐化、抗痙攣、催情、收斂、刺激心臟、袪腸胃脹氣、通經、腐蝕劑、止血、殺蟲、殺寄生蟲、催涎藥、激勵、利胃、驅蠕蟲。
注 意 事 項	一般較偏愛用葉片蒸餾出來的精油，而不用樹皮或花苞蒸餾出來的精油，因為後兩者含有高量的肉桂醛，常會引發嚴重的皮膚過敏。即使如此，肉桂葉精油的威力還是很強勁，使用時宜小心謹慎。懷孕期間避免使用，因為它可能會導致流產。用的劑量過高時，可能會導致反胃。
心 靈 療 效	對筋疲力竭和虛弱、沮喪的安撫功效絕佳。
身 體 療 效	一、肉桂是非常強勁的抗菌劑，對呼吸道有補強效果，藉它暖性的作用略為升高體溫，以減輕感冒症狀，

肉
桂

因此是流行性感冒的療方，為身體保溫是它的主要特性。減輕呼吸困難，在暈眩襲擊時幫助人保持清醒，抵抗病毒感染和預防疾病傳染的效果良好。

二、可刺激體液分泌，如眼淚、唾液與其它黏液。

三、是腸道感染的紓緩劑，安撫消化道的痙攣、下垂無力、消化不良、結腸炎、脹氣、胃痛、腹瀉、反胃及嘔吐。刺激胃液分泌。過去曾被用以治療像霍亂、傷寒等嚴重的疾病。

四、腺體的強勁刺激劑，能減輕經痛，調節過少的月經流量，治療白帶。它催情的屬性對男性陽痿的功效最有名。

五、對全身均有緊實、調理的效果，特別是循環系統，也能紓緩肌肉痙攣和關節的風濕痛。減輕昆蟲叮咬的痛楚。

皮膚療效	對皮膚有溫和的收斂效果，緊實鬆垮的組織，清除疣類功效良好。
適合與之調和的精油	安息香、豆蔻、丁香、芫荽、乳香、白松香、薑、葡萄柚、薰衣草、野馬鬱蘭、松、迷迭香、百里香。

20

香 茅
CITRON-
ELLA

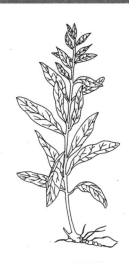

植物種類／萃取部位	草／割刈之草
學　　　名	香茅屬 **Cymbopogon nardus**
科　　　名	禾本科 Gramineae
類 比 音 符	高音
主 宰 星 球	未知
萃 取 方 法	蒸餾

氣　　味　略甜，似檸檬。

外　　觀　硬質草，主要生長在斯里蘭卡及爪哇，但也可以在緬
甸、馬達加斯加、瓜地馬拉和南非發現它。香茅在以前
是被歸名為 Andropogon Nardus，可長到 90 公分高，長
而窄的葉片如果任其繼續生長則會開出花來。一般傾向
用乾草而不用新鮮的草來蒸餾，因為後者太耗燃料，而
且據說萃取出的精油氣味也較不宜人。

應用歷史與　原產於斯里蘭卡，十九世紀時才成為流行寵兒。首批運
相 關 神 話　往歐洲的香茅精油，被當時的人稱為「斯里油」。1890
年以前，一直都是斯里蘭卡執出口牛耳，但此後爪哇也
加入生產香茅精油的行列，而且品質明顯優於斯里蘭卡
所產之油，它含有較多的牻牛兒醇，而且氣味較重。過
去人們曾用煤油攙入斯里蘭卡的香茅精油，藉以拉低價

格。

有很長一般時間，香茅是蠟燭中很受歡迎的成份，因為這種香茅蠟燭可以驅蚊。而香茅精油更是被廣泛用來添加在香水、肥皂、乳液、亮光劑、清潔劑和除臭劑、化妝品之中，另外它也為某些中國菜增添誘人的香味。

化學結構	酸類——香茅酸
	醇類——龍腦、香茅醇、牻牛兒醇、橙花醇
	醛類——檸檬醛、香茅醛
	萜烴——樟烯、苦艾萜、檸檬烯

屬　　　性	抗抑鬱、抗菌、除臭、殺蟲、殺寄生蟲、補身、激勵。

注意事項	未知。

心靈療效	可以淨化並提振情緒，能紓解抑鬱的心情。

身體療效

一、香茅最有用的特性乃是驅蟲，所以大概最適合在炎夏熱天裏，用來噴灑及薰香。也可以幫助狗貓擺脫跳蚤的糾纏。在棉花球上滴上少許香茅精油，放置於衣櫥及抽屜中，如此可保持衣物清新並有驅蟲作用。

二、由於香茅有淨化心靈的特性，因此可有效減輕頭痛、偏頭痛及神經痛。香茅可視為一種身體的補品，能平衡心臟及神經系統，對消化系統與生殖系

　　統也有類似的益處，因而可用於疾病初癒的階段以
　　助恢復身心平衡。至於其抗菌的屬性，則可在病房
　　裏發揮作用，藉薰香的方式驅離病菌。

三、香茅除臭與激勵的特性，可使疲憊又汗濕的雙腳清
　　新有活力，進而活化全身之各系統。

四、對風濕性疼痛的助益相當出名。

皮膚療效	據說與橙花和佛手柑調和之後，可以軟化皮膚。
適合與之調和的精油	佛手柑、白千層、尤加利、天竺葵、薰衣草、橙花、薄荷、苦橙葉、鼠尾草、依蘭。

快樂鼠尾草

21

快樂
鼠尾草
CLARY
SAGE

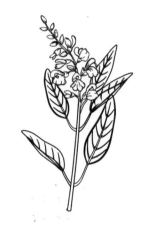

植物種類／萃取部位	藥草／開花的頂端
學　　　　名	鼠尾草屬 Salvia sclarea
科　　　　名	唇形科 Labiatae
類 比 音 符	高～中音
主 宰 星 球	月球或水星
萃 取 方 法	蒸餾

氣　　味　藥草氣息，又帶點堅果香，有些厚重的感覺。

外　　觀　快樂鼠尾草的種名 Sclarea 源自希臘語的 "Skeria"，意為「堅硬」，因為快樂鼠尾草的藍白花瓣頂端有個硬塊。它略帶紅色的莖幹能長到 60 公分高，其上頂著又大又皺的心形葉。據說這種植物原產自歐洲，但現在美國也有它的蹤影。從新鮮的藥草蒸餾出的精油，一般是產自法國和摩洛哥。

應用歷史與
相 關 神 話　快樂鼠尾草的俗名 CLARY 是源於拉丁文的 "Clarus" 意指「淨化」，可能因為這種藥草曾被用來淨化眼睛的黏膜。原生於南歐，在德國它常被稱種於葡萄園內。1562 年被引進英國後，被用來替代蛇麻草以釀啤酒，毫無疑問能增添一種迷醉的效果。中世紀時，它時常被稱作 Oculus Christi，意即「耶穌的眼睛」。近代，則是香水

成分裏的常客。

化 學 結 構	醇類——芫荽油醇、洋蘇草酮 酯類——芫荽酯 氧化物——桉油醇 倍半萜——丁香油烴
屬　　性	抗抽搐、抗沮喪、抗炎、抗菌、抗痙攣、抑汗、催情、具香膠特質、袪腸胃脹氣、除臭、助消化、通經、降低血壓、利神經、助產、鎮靜、利胃、緊實、利子宮。
注 意 事 項	鎮靜效果強烈，甚至會使注意力難以集中，最好不要在開車前使用。也不要在飲酒前後使用，否則會感到反胃，用量過多也會導致頭疼。
心 靈 療 效	神經緊張，爭強好勝與驚慌失措的狀態，都能藉這種溫暖放鬆的精油得到紓解。它讓人歡愉的效果可帶來幸福的感受，並使人感到生命充滿希望，是極佳的神經振奮劑。
身 體 療 效	一、子宮的良好補藥，特別有益於子宮方面的問題，是荷爾蒙的平衡劑，能調節太少的月經流量，減輕經前症候群的症狀。也能幫助肌肉舒展，因而可改善下背部的痛性痙攣。在解決性問題上有良好的聲譽，因為它能控制潛在的壓力，相對地對男性及女

性的生育力均有正面的影響。

二、幫助生產，讓即將臨盆的準媽媽放鬆，並可安撫產後憂鬱症。

三、紓緩消化方面的困難，如脹氣、胃痙攣，據說也是腎臟的良好補藥。

四、藉著鎮定潛在的緊張，改善頭痛和偏頭痛，同樣的安撫作用還可紓緩焦慮的狀態，以及伴隨而來的肌肉痙攣。

五、抑制過度的出汗現象，中止伴隨肺結核而生的頻汗極有效果，處理氣喘和喉嚨痛也很有用。可強化自體之防禦系統，對於病後的虛弱狀態提供活力，適合在復健階段使用。

六、它讓人振奮歡愉的特性，可用於戒除藥癮的過渡期，因為它能排解該階段身心煎熬的無助感。對全身均有調節、平衡的功效。

皮 膚 療 效	能促進細胞再生，尤其是有利於頭皮部位的毛髮生長。它能淨化油膩的頭髮及頭皮屑，因為它能抑止皮脂的分泌過度旺盛。有益於發炎和腫脹的皮膚。
適合與之調和的精油	佛手柑、雪松、香茅、絲柏、乳香、天竺葵、葡萄柚、茉莉、杜松、薰衣草、萊姆、檀香。

22

丁　香
CLOVE

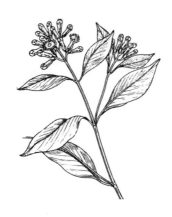

植物種類／萃取部位	樹／花苞
學　　　名	丁子香屬 Eugenia caryophyllata
科　　　名	桃金孃科 Myrtaceae
類　比　音　符	低音
主　宰　星　球	木星
萃　取　方　法	蒸餾

氣　　味

強勁、似香料味、有穿透力。

外　　觀

這種常綠樹長得像廊柱一般，可達 9 公尺，它在空地上獨自生長時，比在樹蔭下生長得好。它指甲狀的花苞為紅棕色，小小的葉片則呈灰色。原產於摩鹿加島與印尼，但桑給巴爾，馬達加斯加和爪哇也有人工栽植的丁香。它的精油主要產自斯里蘭卡。

應用歷史與相關神話

希臘、羅馬與中國人都很看重丁香的醫療價值，中國人懂得咀嚼丁香葉來紓解牙痛，並使口氣芬芳。它的拉丁字源「Clavus」意指指甲的形狀，因為丁香的花苞長得就像指甲。

它被用為抗菌劑的歷史已非常久遠，特別是用來預防傳染性的疾病，如瘟疫等。有個著名的事實足以說明其抗菌效果：當荷蘭人伐盡了摩鹿加島上的丁香樹以後，許

丁
香

多的傳染病便相繼爆發了。

它後來成為十分重要的一種香料，葡萄牙人與法國人爭相進口。比較受歡迎的用法是，把丁香嵌進甜橙中當作芳香的驅蟲劑，它的氣味使它成為乾燥花與牙膏裏常見的成份。印度人已認識其利消化的特性，另一方面也用它製作催情的瓊漿。

帶香料的香水少不了丁香這一味成份，它還被加進烈酒與香料酒中。丁香被大量用於藥劑方面的事實，正說明了它抗菌和殺菌的重要作用。

化學結構	醛類——糖醛 酯類——水楊酸甲酯 酚類——丁香酚 倍半萜類——丁香油烴 萜烴類——松油萜
屬　　性	止痛、麻醉、止牙痛、止吐、抗神經痛、抗菌、抗痙攣、開胃、催情、袪脹氣、具腐蝕性、促進傷口結痂、消毒、殺蟲、助產、利脾、激勵、利胃、利子宮、驅蠕蟲。
注意事項	這是一種非常強勁的精油，使用時務必小心。不適合以按摩方式使用，因為它可能會刺激皮膚。
心靈療效	為心靈帶來正面影響，激勵的作用可強化記憶，振奮沮

喪的情緒，有助於振奮嗜睡和萎靡的精神。

身體療效	一、有益於消化系統，紓解脹氣，因為丁香能減少腸內留氣的作用。也能有效抑制嘔吐、腹瀉、腸的痙攣、消化不良，以及驅逐腸內寄生蟲。丁香還可以減輕因胃部發酵引起的反胃及口臭。可以補強腎、胃、脾，以及處理一般的腸功能異常。 二、丁香止痛的特性可發揮在牙痛、風濕痛、關節炎、唇部疱疹和緊張性頭痛等。 三、減輕呼吸道方面的問題，曾被用於肺結核、氣喘和支氣管炎上，在傳染性疾病流行時，丁香有淨化空氣的作用。它有絕佳的殺菌效果，在冬季裏常以丁香薰蒸，它將使身體在面對細菌時更具抵抗力。 四、它催情的屬性有助於性無能及性冷感等困擾，它甚至能在婦女臨盆時明顯地減輕痛感。 五、和甜橙、檸檬調和，可以成為十分優越的驅蟲劑。
皮膚療效	可治傷口的感染現象，以及皮膚上的瘡或潰瘍，腿上的潰瘍，和慢性的皮膚病，如狼瘡等。
適合與之調和的精油	羅勒、安息香、黑胡椒、肉桂、香茅、葡萄柚、檸檬、肉豆蔻、甜橙、薄荷、迷迭香。

23

芫 荽
CORIAN-
DER

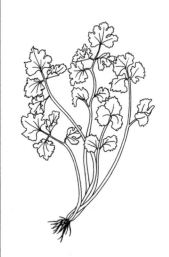

植物種類／萃取部位	藥草／果實（種子）
學　　　名	芫荽屬 Coriandrum sativum
科　　　名	繖形科 Umbelliferae
類 比 音 符	高音
主 宰 星 球	金星
萃 取 方 法	蒸餾

氣　　味	略為刺鼻，甜而帶香料味。
外　　觀	最先給我們這種植物的是摩洛哥，但目前世界各地均有栽種，主要產地為高加索、舊蘇聯、亞美尼亞及地中海岸一帶。這種植物的葉子搗碎後，會散發出一股難聞的氣味，彷彿踩碎的甲蟲一般，其字根 Koris 在希臘文中即是甲蟲之意。但它棕灰色的種子具有一種十分怡人的香氣。芫荽可長到 60 公分高，長有羽狀的葉子和粉紅色或淡白色的花朵。
應用歷史與相關神話	原生於中東，據說還長在世界七大奇觀的巴比倫空中花園裏。從古代便被使用於醫療、烹飪，以及香水中。埃及人視它為快樂的佐料，也許是因為它被推崇為催情聖品。希臘人與羅馬人以芫荽來調酒，也把它當藥草用。印度人多用它烹調，以延緩肉類腐敗時間，但他們也已

認識它其他的醫療用途，如治便秘、失眠、和幫助懷孕。羅馬人把它帶進英國和法國。17 世紀時它是巴黎一種化妝水的原料，也被拿來製作一些飲料。

化學結構	醇類——龍腦、牻牛兒醇、芫荽油醇、松油醇 氧化物——桉油醇 萜烴——纈花烴、苦艾萜、水茴香萜、松油萜、 　　　　松油烴、松油烴 II
屬　　性	止痛、抗痙攣、祛腸胃脹氣、除臭、淨化、激勵、利胃。
注意事項	據說用量過大會使人呆滯。
心靈療效	能激勵心情，特別是在嗜睡、疲累、緊張和神經衰弱時。振奮、清新、增進記憶力、減少暈眩感。
身體療效	一、主要作用於消化系統，可紓緩脹氣與胃絞痛，使胃部溫暖，刺激胃口，協助矯正不當的飲食習慣，對口臭也有些效果。對身體是「暖性」的作用，所以可用於風濕痛、關節痛、以及肌肉痙攣，有助於發寒的狀態，如流行性感冒。也有益於肺部，尤其是幫助肺部抵禦麻疹病毒的功效相當聞名。 二、它也是一般性的淨化劑，能清除身體的毒素及液體的廢料。芫荽激勵身體的作用，應是它調節脾臟的

芫荽

基礎。對筋疲力竭的身心狀態與頭痛均是極佳的療方。

三、據說可活化腺體，刺激雌激素分泌，所以能處理生殖系統方面的問題，如月經不規則和不孕等。

適合與之調和的精油	佛手柑、黑胡椒、肉桂、香茅、絲柏、白松香、天竺葵、薑、茉莉、檸檬、香蜂草、橙花、橙。

小茴香
CUMIN

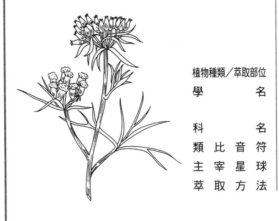

植物種類／萃取部位	藥草／果實（種子）
學　　　　　名	小茴香屬 Cuminum cyminum
科　　　　　名	繖形科 Umbelliferae
類 比 音 符	高音
主 宰 星 球	土星
萃 取 方 法	蒸餾

氣　　味　香料氣息，有穿透力，相當刺鼻。

外　　觀　原產於地中海一帶、埃及和亞洲，可以長至 30 公分高，窄窄的墨綠色葉片宛如螺絲釘，小小的花朵呈白色或粉紅色，最後可蛻為果實，由種子萃取精油。

應用歷史與
相 關 神 話　小茴香從聖經時代開始便享有盛譽，主要是因為它能幫助消化，而且它也被用在許多肉類的菜餚中。埃及人有一味治頭痛的處方中，便選用了小茴香、杜松以及乳香。而法利賽人（猶太教的一派）甚至拿它來付稅。印度教徒視小茴香為忠誠的象徵，並且很看重它治黃疸與反胃的療效。小茴香也是麵包製做過程中一項重要的材料。

希臘人與羅馬人將小茴香與其它禮品同置於墓中，為死者陪葬。而中世紀的英國人把小茴香視為珍貴之物，在

這個時期，小茴香再次被當成貨幣，封建領主的邑民會
進貢小茴香，代替原本應盡的服務義務。然而在藏茴香
被引進之後，小茴香的名氣便漸漸衰微了。

小茴香是印度咖哩中相當重要的一種成份，在墨西哥，
人們拿它調味墨西哥菜。香水中也偶而用之，但這是比
較令人不解的作用。

化學結構　醛類——小茴香醛

　　　　　萜烴——繖花烴、苦艾萜、檸檬烯、水茴香萜、松油萜

注意事項　小茴香有一種十分刺鼻的強烈氣味，不會輕易消散，因
此用量上宜少。另外，可能會引起皮膚的敏感，懷孕期
間避免使用。

心靈療效　是神經系統的強勁補藥，具有高度的激勵效果，對疲乏
萎靡的狀態有正面的影響。

身體療效　一、非常溫暖的精油，可以釋放體內鬱積的毒素，有助
　　　　　　於肌肉痠痛及骨關節炎。

　　　　　二、在消化方面有激勵的效果，特別適用於胃腸脹氣、
　　　　　　消化不良，因胃痛引起的頭痛、絞痛以及腹瀉。

　　　　　三、有益於生殖系統，據說它能增進男性的性慾和精子
　　　　　　活力，女性也可藉以調節月經週期，及增進泌乳
　　　　　　量。

　　　　　四、另外，小茴香在心臟與神經系統方面的補強效果，

可使身體的代謝過程回復正常。

皮膚療效	未知。
適合與之調和的精油	歐白芷、藏茴香、洋甘菊、芫荽。

絲 柏
CYPRESS

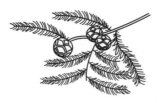

植物種類／萃取部位	樹／葉或毬果
學　　　　名	柏屬 Cupressus Sempervirens
科　　　　名	柏科 Cupresaceae
類 比 音 符	中～低音
主 宰 星 球	土星
萃 取 方 法	蒸餾

氣　　味

木頭香，清徹而振奮。

外　　觀

絲柏高大、帶毬果，是原產於地中海一帶的樹木，在希臘半島，絲柏是花園及墓地裏常見的景觀。這種常綠樹有著堅硬強韌的黃紅樹幹，毬果則呈棕灰色，一旦被砍伐，它就不再生長，不過枝葉卻比其它樹種存活得久一點。絲柏精油的產地一般說法為法國及德國。

應用歷史與相關神話

絲柏是賽浦路斯島命名的由來，在當地，絲柏曾被人們所崇拜。據說太陽神阿波羅把一個名叫 Cuparissos 的希臘青年，變成了絲柏樹（此人的名字正是絲柏拉丁屬名的由來）。另有一個傳說指稱，十字架便是絲柏的木材所做成的。絲柏似乎常被人和死亡聯想在一起，希臘人和羅馬人都把絲柏種在墓地，而神話中的陰間之神——布魯托，便住在一個種有絲柏的宮殿裏。

自腓尼基人以來，絲柏便有很高的實用價值，克里特人用它來築屋造船，埃及人用它來製造棺木，也用之於各種醫療中，希臘人認為它是雕塑神像的好材料，因為絲柏不易腐敗，因此它被賦予一個拉丁種名 Sempervirens（意為「長生不老」）。絲柏一度被用作孩童百日咳的處方，現則廣用於香水業，特別是用於男性香水中。

化 學 結 構	醇類——檜醇 醛類——糖醛 酯類——松油酯 萜烴——樟烯、繖花烴、松油萜
屬　　　性	抗風濕、抗菌、抗痙攣、抑制發汗、收斂、促進結疤、除腋臭、利尿、退燒、止血、利肝、殺蟲、復健、鎮靜、收斂止血、補身、收縮血管。
注 意 事 項	可調節經期，因此避免在懷孕期間使用。絲柏對靜脈曲張的療效眾所皆知，但使用此油時必須小心，因為實際的按摩可能讓患部不勝負荷。
心 靈 療 效	絲柏安撫的功用對喋喋不休、易怒的人非常有幫助，可紓緩憤怒的情緒，淨化心靈，除去胸中之鬱悶情緒。
身 體 療 效	一、對所有過度的現象均有幫助，特別是體液方面，因此可幫助浮腫、大量出血、流鼻血、經血過多、多

絲
柏

汗（尤其是腳汗）、和各種失禁，對蜂窩性組織炎
也或有幫助。

二、由於有收縮靜脈血管的功能，所以可改善靜脈曲張
和痔瘡。為循環系統的「補藥」，也可退燒。它對
肝的調節功能可幫助血液維持正常狀況。

三、經證實對生殖系統極有益處，特別是月經方面的問
題，如經前症候群、更年期的種種副作用（臉部潮
紅，荷爾蒙不平衡，易怒等）。可調節卵巢功能失
常，對於痛經和經血過多有很好的效果。

四、有抗痙攣的作用，能幫助伴隨流行性感冒而來的咳
嗽、支氣管炎、百日咳及氣喘，也可減輕肌肉的痛
性痙攣與風濕痛。

皮膚療效	可保持液體的平衡，控制水分的過度流失，所以對成熟型肌膚頗有幫助，多汗與油性的皮膚也可獲益。它還有利於傷口的癒合，因為它有促進結疤的功能。
適合與之調和的精油	安息香、佛手柑、快樂鼠尾草、杜松、薰衣草、檸檬、菩提花、橙、松、迷迭香、檀香。

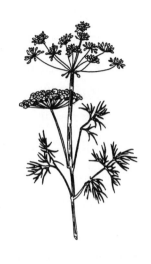

26

蒔 蘿
DILL

植物種類／萃取部位	藥草／果實
學　　　　名	蒔蘿屬 Anethum graveolens
科　　　　名	繖形科 Umbelliferae
類 比 音 符	高音
主 宰 星 球	水星
萃 取 方 法	蒸餾

氣　　味	藥草香，氣味近似草的味道。
外　　觀	墨綠色的植物，覆有羽狀葉，據說原生於印度，由於它也開黃花，果子小小的，看起來有點像是茴香，只是沒有茴香長得高。近年來，在地中海區域、歐洲及黑海附近，已可發現蒔蘿的蹤影。印度產的蒔蘿精油與歐洲品種的精油化學結構不同。
應用歷史與相關神話	可確定的是，人們在五千年前的埃及首次得知蒔蘿這種植物。埃及人將它和芫荽及瀉根混合，以治療頭痛。希臘人和羅馬人也很愛用蒔蘿，他們管它叫Anethon，這個名字也正是蒔蘿植物學上屬名的由來。有些人相信它就是聖經裏所說的「洋茴香」Anise（馬太福音 23 章、24 節），因為在巴勒斯坦，人們大量地栽種蒔蘿。古代的醫者則相信它有益於止嗝。

蒔蘿的英語俗名 Dill 是由盎格魯‧薩克遜語的 Dylle 或 Dylla 演變而來的，到了中世紀時才變成 Dill，這個字意指風平浪靜、哄嬰兒入睡等，可能是指蒔蘿祛腸胃脹氣的主要用途，而它也用來溫敷以幫助安眠，冰島文有個老字 Dilla 意為安撫孩童。蒔蘿在中世紀時，已是一種非常普遍的植物，當時的人們相信它是可以對抗巫術的符咒，而且也喜歡把它加在春藥當中。

西元 812 年，法蘭克王國的君主查理曼大帝，曾下旨全國廣栽此種植物。蒔蘿常用來烹調魚類，烘焙麵包，做湯，調味醬和醃漬小黃瓜。

化學結構	酮類——藏茴香酮 酚類——丁香酚、肉荳蔻油醚 萜烴——檸檬烯、水茴香萜、松油烯
屬　　性	抗痙攣、祛腸胃脹氣、利消化、消毒、促進泌乳、助產、鎮靜、利胃、促發汗。
注意事項	過去一度被拿來在臨盆時助產，所以應避免在懷孕期間使用。
心靈療效	在驚嚇和極度緊張後可派上用場，有助於走出籠罩心靈的陰霾，帶來輕鬆的感受。
身體療效	一、蒔蘿水常用以改善兒童的消化異常，特別是腸胃脹

氣的毛病。但是蒔蘿精油比蒔蘿水要強勁得多，絕
不可用在嬰兒身上。蒔蘿精油確實有助於成人的消
化異常，減輕脹氣和便秘的困擾，對於胃部的發酵
作用也有相當的療效，因此可解決口臭的煩惱。具
抗痙攣的特性，可止嗝。

二、據說可以增進哺乳母親的泌乳量，而其助產的功能
　　仍不斷受到重用。

三、可安撫緊張的神經，包括伴隨而來的頭痛和盜汗症
　　狀。

皮膚療效	促進傷口癒合。
適合與之調和的精油	佛手柑、芫荽、絲柏、天竺葵、桔、香桃木、甜橙、苦橙葉、迷迭香。

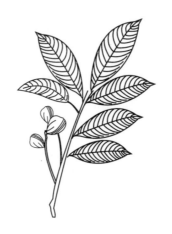

27

欖香脂
ELEMI

植物種類／萃取部位	樹／樹皮
學　　　　名	橄欖屬 Canarium luzonicum
科　　　　名	橄欖科 Burseraceae
類 比 音 符	低音
主 宰 星 球	太陽
萃 取 方 法	蒸餾

氣　　味　似柑橘，又帶點香料味。

外　　觀　這是一種來自菲律賓的樹，它會自然流出樹脂，而這樹脂則可蒸餾出充滿異國風味的精油。欖香脂只在樹葉萌芽時才會製造它淡黃色的樹脂，樹脂一遇空氣就凝固，而樹葉掉光後，樹脂也就不再流出了。當地人叫它「披立」（Pili），有時候也叫它「馬尼拉欖香脂」，除了菲律賓的欖香脂以外，其實也還有其它品種，例如巴西的 Protum Heptaphyllum，和墨西哥的 Amyris Plumerrii 等等。

應用歷史與
相關神話　在 15 世紀的歐洲十分流行，常被用做老式的藥膏，即使到了現在，也時而出現在一些處方及藥用石膏中。是焚香、肥皂裏的原料之一，可增加亮光漆的硬度。

從馬尼拉出口的生膠分兩個等級：「皮美拉」（Prim-

era）是淨化過的樹脂，「西昆達」（Secunda）則為未淨
化的原始樹脂。對於欖香脂精油的化學檢驗，早在上個
世紀末便已經開始了。

化學結構	醇類——松油醇 酚類——欖香脂酚 倍半萜——欖香脂烯 萜烴——苦艾萜、檸檬烯、水茴香萜
屬　　性	止痛、抗病毒、殺菌、有香脂的作用、化痰、殺黴菌、補身、治創傷。
注意事項	可能會刺激敏感皮膚。
心靈療效	似可使人安穩且滿心喜樂，注入一股祥和之氣，有助於鎮定神經。
身體療效	一、藉由刺激免疫系統的作用強化身體，在疾病初期可幫助身體抵禦病毒。 二、欖香脂用於黏膜發炎的狀態，可得到良好的回應，一般而言能調節寒性身體的狀況，可減輕肺部的充血，控制過多的黏液。 三、有助於抑止體液過度分泌，如多汗。另外，據說欖香脂也有淨化和補強泌尿系統的效果。

| 皮膚療效 | 和沒藥類似，使皮膚清涼乾爽。對下列的慢性皮膚問題也有明顯的改善作用：潰瘍、黴菌生長、和受感染的傷口。用於健康皮膚則可平衡皮脂分泌。 |
| 適合與之調和的精油 | 豆蔻、乳香、白松香、天竺葵、薑、薰衣草、山雞椒、香蜂草、甜橙、花梨木。 |

尤加利
EUCALY-
PTUS

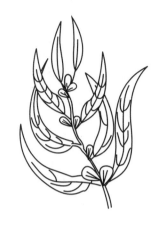

植物種類／萃取部位	樹／葉
學　　　　名	桉屬 Eucalyptus globulus
科　　　　名	桃金孃科 Myrtaceae
類 比 音 符	高音
主 宰 星 球	土星
萃 取 方 法	蒸餾

氣　　味

澄清、略衝鼻、有穿透力。

外　　觀

尤加利，亦即澳洲藍膠樹，其身形異常高大，可達 92 公尺，葉片堅硬，其狀如箭，多生於易生瘧疾的國家，可使土地較不潮濕，而帶來一個比較健康的氣候環境。尤加利樹是澳洲最主要的樹種，而各種不同的尤加利樹可蒸餾出氣味相異的精油。這些樹種包括 E. Polybractrea, E. Dumosa 以及 E. Radiata，後者有顯著的清涼特性，味道比較像樟腦。而 E. Maculate 和 E. Citriodora 的香味則比較傾向於柑橘的味道。

應用歷史與
相 關 神 話

尤加利這個名稱源自希臘文，「尤」意指「完善」，「加利」表示「覆蓋」，整個名稱意指它被緊緊覆蓋的雄蕊。澳洲土著叫它「基諾」，用它來包裹嚴重的傷口。尤加利在 1788 年被引進歐洲，當作一種裝飾性的樹

種，但後來發現它會抑制其周圍植物的生長，因為它會釋放一種化學毒素至土壤中。第一次進口到英國的尤加利精油，是萃取自 E. piperita，當時它被稱為「雪梨薄荷」，對消化方面的問題有安撫的作用。

化 學 結 構	醛類——香茅醛 氧化物——桉油醇 萜烴——樟烯、茴香萜、水茴香萜、松油萜
屬　　性	止痛、抗風濕、抗發炎、抗菌、抗痙攣、抗病毒、殺菌、具香膠特質、促進結疤、解除充血（腫脹）、除臭、淨化、利尿、去痰、退燒、降低血糖、殺蟲、使皮膚發紅、激勵、驅蠕蟲、治創傷。
注 意 事 項	尤加利是一種強效的精油，所以在劑量方面要小心，高血壓與癲癇患者最好避免使用，可能會成為「順勢療法」治療藥物的消解劑。
心 靈 療 效	對情緒有冷靜的效果，可使頭腦清楚，集中注意力。
身 體 療 效	一、尤加利抗病毒的作用對呼吸道最有幫助，能緩和發炎現象，使黏膜舒適。對下列病症特別有益：流行性感冒、喉嚨感染、咳嗽、黏膜發炎、鼻竇炎、氣喘與肺結核。因感冒和花粉熱所引起的頭部沈重感，也可被消除，對傳染性的疾病效果絕佳。

二、對各種發燒都有效，可降低體溫，使身體清涼。還可以消除體臭，改善偏頭痛的痛苦。它能改善下列病症的效果也是有口皆碑——猩紅熱、痢疾、傷寒、白喉、瘧疾和水痘。

三、它對生殖泌尿系統大有幫助，可改善膀胱炎與腹瀉。似可解消膽結石，也被用來治療腎臟炎、淋病和糖尿病，據說對痔瘡也有效。

四、尤加利和檸檬、杜松混合後使用，可減輕風濕的不適，對一般性的肌肉疼痛、神經痛、膿漏都有幫助。

五、可解毒蚊蟲咬傷及其他分泌毒液的生物咬傷。

皮膚療效 對疱疹有顯著功效，對燙傷亦有幫助，預防細菌滋生及隨之而來的蓄膿，促進新組織的建構。割傷、傷口、潰瘍與發炎狀態，在使用尤加利後均反應良好。另可改善阻塞的皮膚。

適合與之調和的精油 安息香、芫荽、杜松、薰衣草、檸檬、檸檬香茅、香蜂草、松、百里香。

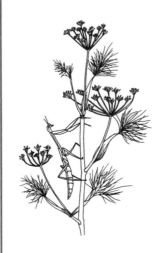

植物種類／萃取部位		藥草／種子
學　　　　　名		茴香屬 Foeniculum vulgare
科　　　　　名		繖形科 Umbelliferae
類　比　音　符		高～中音
主　宰　星　球		水星
萃　取　方　法		蒸餾

氣　　　味	花香、草味、稍帶香辛料味。
外　　　觀	不要與佛羅倫斯茴香混淆了，那是一種蔬菜。甜茴香開的是黃花，極能吸引蜂群，它也有灌木的綠色羽狀葉，結長方形的果，高度約 1.5 公尺，生長在地中海一帶，大部份的精油也自此地產出。其屬名 Foeniculum 源自拉丁文的 Foenum，意指「乾草」。
應用歷史與 相關神話	古代中國人常用這種藥草來治療蛇咬傷，埃及人與羅馬人已認識其利胃與抗毒的特性，並視它為讚譽的象徵。它被認為可幫助各類的眼疾，特別是白內障。茴香還能簡單快速地驅趕出耳中的小蟲。 它在減肥方面的用途廣受歡迎，因為它能帶來飽腹的感覺。茴香和蒔蘿一樣被用來治療嬰兒的絞痛。中古時代的人們認為茴香可以驅逐惡靈和狗跳蚤，因此它常被種

在狗屋旁邊，我們可以假設狗兒因而能保持乾淨無跳蚤。

化學結構	醛類——洋茴香酸、小茴香醛 酮類——茴香酮 酚類——茴香腦、馬鬱蘭酚 萜烴——樟烯、苦艾萜、檸檬烯、水茴香萜
屬　　性	抗發炎、抗菌、抗痙攣、開胃、除腸胃脹氣、解毒、利尿、通經、祛痰、催乳、殺蟲、輕瀉（促進排便）、使病理現象消退、利脾、利胃、激勵、促發汗、補身、驅蠕蟲。
注意事項	一種強效的精油，使用過度會引發毒性，可能導致皮膚敏感。孕婦、癲癇患者宜避免使用。
心靈療效	在困頓時可給予力量和勇氣，還有一說，它可賜與長壽。
身體療效	一、絕佳的身體淨化油，可消除體內因過度飲食及酒精所累積的毒素。對偏頭痛非常有幫助，也是肝、腎、脾的補藥。還可解消蟲咬及蛇咬的毒素。以利尿的方式有效改善蜂窩性組織炎並減重。另外，能化解腎結石。 二、可減輕胃部不適，因為它是消化系統的補藥。它可

以鎮定神經系統,在壓力下進食的消化不良也能被改善,適用於打嗝、反胃、嘔吐與絞痛。由於其清腸的作用,便秘和脹氣都會有所改善。

三、因為能抗痙攣和祛痰治咳,所以感冒、支氣管炎、百日咳時都可派上用場。據說能活化腺體,又因其作用類似雌激素,所以它能幫助改善經前症候群、流量過少、更年期及性冷感等問題,讓哺乳婦女增加泌乳量的功能是極為出名的。

皮膚療效	似乎有很好的淨化、強化效果,防皺的作用也享有盛名。
適合與之調和的精油	羅勒、天竺葵、薰衣草、檸檬、玫瑰、迷迭香、檀香。

30

樅
FIR

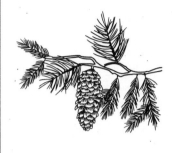

植物種類／萃取部位	樹／針葉
學　　　名	冷杉屬 Abies balsamea Abies sibirica 西伯利亞冷杉 Abies sibirica
科　　　名	松科 Pinaceae
類 比 音 符	中音
主 宰 星 球	木星
萃 取 方 法	蒸餾

氣　　味　　清澈、新鮮的樹脂、香膠味。

外　　觀　　樅樹主要生長於北方，種類繁多，又名「冷杉」。它們
都有羽狀葉，在人字型的枝枒上長出毬果，雖然它們常
在北方出現，有些種類也能生長於南方的國家，如墨西
哥與阿爾及利亞。樹脂狀的樅樹精油一般萃取自 Abiesba
lsamea 這個樹種，其來源是美國與加拿大。
另一種樹種，西伯利亞冷杉 Abies sibirica 生於俄羅斯，
較老的針葉可以蒸餾出較多的精油。還有一種叫巨杉
（Abies Grandis）的樹種在搗碎後，會釋放出強烈的甜
橙味。

應用歷史與　　本世紀初時，許多俄羅斯的農村小工業仍以相當大的規
相 關 神 話　　模生產樅樹精油。聖經裏的「Gilead香脂」指的就是Ab-
ies Balsamea這種樹，這種樅樹材質耐用，過去常用以建

屋造船。美洲的印第安人把樅樹的樹脂用在醫療和宗教方面，17 世紀時才傳入歐洲。它現在的用途則包括了衛浴產品，如刮鬍膏、肥皂、沐浴用品、室內芳香劑、除臭劑、消毒劑和吸入藥劑等。

化學結構	酯類——乙酸龍腦酯、松油酯 萜烴類——沒藥萜烴、樟烯、苦艾萜、水茴香萜、 　　　　　松油萜

屬　　性　抗壞血、抗菌、化痰、利肺、鎮靜。

注意事項　到目前為止尚未廣泛用於芳香療法中，可能是因為其副作用或反效果尚不明確之故。

心靈療效　可帶來溫暖、實在的感受。

身體療效

一、樅樹精油對身體最有幫助的部位在呼吸系統，對胸腔的狀況有十分顯著的益處，特別像是化除支氣管的黏液、膿與痰。可有效安撫急促的呼吸，對氣喘患者相當有益，尤其它還對神經系統有調節補強的功能，更是氣喘患者的福音。可改善因著涼和流行性感冒引起的疲累感與四肢痠痛。

二、樅樹精油的溫暖效果，也能紓解風濕痛或關節炎引起的肌肉疼痛。

三、作用於泌尿系統時，主要在抗菌及抑制感染。

四、它還能活化內分泌腺，使新陳代謝的速度受到良好的影響，進而平衡體內的諸種化學反應。

皮膚療效	未知。
適合與之調和的精油	羅勒、藏茴香、雪松、乳香、薰衣草、香桃木、綠花白千層、花梨木。

31

乳 香
FRANKI-
NCENSE

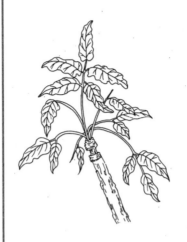

植物種類╱萃取部位	樹╱樹皮
學 名	乳香屬 Boswellia carteri Boswellia thurifera
科 名	橄欖科 Burseraceae
類 比 音 符	低～中音
主 宰 星 球	太陽
萃 取 方 法	蒸餾

氣　味　縈繞不去的香氣，帶木頭香及香料味，甚至有一點檸檬的味道。

外　觀　這種樹原產於中東，包括中國、衣索比亞、伊朗和黎巴嫩。人們在它的樹幹上割出個刀口，然後便會流出狀如淚滴的黃色樹脂，精油就是從樹脂中蒸餾而得。

應用歷史與　乳香的字首 Frank 在法文裏意指「真正的焚香」，有時
相關神話　候乳香也被稱作 Olibanum，也許意指「黎巴嫩來的油」。在埃及，乳香被用作焚香，於神壇獻給神祇。也可用以幫助沈思，在某些宗教中仍保持了這個傳統。歷史上，乳香一度也被用來煙薰病患，目的是要消滅邪靈。

埃及人常常將乳香與肉桂並用，如此可以紓緩四肢的疼痛。希伯萊人與埃及人甚至不惜鉅資向腓尼基人進口乳

香。它在古代的身價幾乎如黃金般貴重，以致於東方三博士特別挑選它做禮物，送給剛誕生的耶穌。埃及人還特別將它運用在美容方面，製成回春面膜；中國人則發現它在治淋巴腺結核與麻瘋病很有效。

化 學 結 構	倍半萜——杜松萜烯 萜烴——樟烯、苦艾萜、松油萜、水茴香萜 醇類——乳香醇
屬　　　性	抗菌、收斂、祛腸胃脹氣、促進傷口結疤、增進細胞活性、利消化、利尿、鎮靜、補身、利子宮、治創傷。
注 意 事 項	未知。
心 靈 療 效	讓呼吸不再急促，使人感覺平穩，使心情好轉且平和。它安撫卻又有些清新的作用，能幫助焦慮及執迷過往的精神狀態。
身 體 療 效	一、對黏膜有卓越的功效，特別是能清肺，對呼吸方面的效果尤其優異，舒緩急促的呼吸，有益於氣喘患者。是黏膜發炎（流鼻涕或喉嚨有痰）的一帖好藥，一般而言還能調節黏液分泌量，對頭部著涼有紓緩效果，也是咳嗽、支氣管炎及喉炎的紓解劑。 二、有益於生殖泌尿管道，能減輕膀胱炎、腎臟炎和一般性的陰道感染。其收斂的特性能減輕子宮出血及

乳
香

經血過量的症狀，一般視為子宮的補藥。其安撫作
用在分娩時很有用，也能紓緩產後憂鬱症，還可處
理胸部發炎的現象。

三、同時能安撫胃部，幫助消化，改善消化不良和打
嗝。

| 皮 膚 療 效 | 賜予老化皮膚新生命，撫平皺紋的功效卓著，真正的護膚聖品。它收斂的特性也能平衡油性膚質。對傷口、瘡傷、潰瘍、癰及發炎均有效果。 |
| 適合與之調和的精油 | 羅勒、黑胡椒、白松香、天竺葵、葡萄柚、薰衣草、橙、香蜂草、廣藿香、松、檀香。 |

白松香
GALBA-NUM

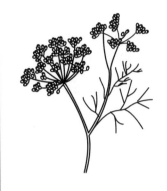

植物種類／萃取部位	灌木／樹皮
學　　　　　名	白魏屬 Ferula galbaniflua
科　　　　　名	繖形科 Umbelliferae
類 比 音 符	高音
主 宰 星 球	土星
萃 取 方 法	蒸餾

氣　　味　似麝香的氣息，使人聯想到潮濕的林地和新鮮的罌粟種子。

外　　觀　可在中東見到的灌木，伊朗的白松香產出的樹脂是硬的，黎巴嫩、敘利亞等地的白松香則出產軟樹脂。這些樹脂或者是自動流出，也可在枝枒底部切割一個刀口使之流出，而白松香的精油，便是由這淡綠色的樹脂蒸餾而得。伊朗所產的白松香精油氣味較具萜烴類的味道。另一種由土耳其斯坦生產的白松香，乃是從其花朵萃出，但此品種與一般的白松香並不相同，名為 F. ceratophylla。

**應用歷史與
相 關 神 話**　在古代極享盛名的焚香，帶有神秘的影響力，它有輕微的麻醉效果，常被用為沈思的輔助品。當然它也是聖油中常見的一個成份，聖經《出埃及記》30 章 34 節裏，提

到白松香與乳香混合，再加以古猶太人用製神香的香料
Onycha 和 Stacte 之後，被用於猶太人的聖幕裏。

埃及人用它做為防腐屍體的成份之一，由此可知其強烈
的防腐屬性。近年來則是東方情調香水中的一個成份，
以及一般香水中的定香劑。亞諾泰勒博士在《神奇的芳
香療法》一書中曾經提到，白松香是比較適合上了年紀
的人使用的精油。

化 學 結 構	醇類——龍腦、癒創木醇、芫荽油醇、松油醇 酮類——藏茴香酮 倍半萜——杜松萜烯、cadinol 萜烴——松脂烯、檸檬烯、楊梅烯、松油萜、 　　　　Terpinolene
屬　　　性	止痛、抗痙攣、祛腸胃脹氣、利尿、通經、化痰、化解 腫脹與癤、治創傷、激勵。
注 意 事 項	有通經的作用，因此避免在懷孕期間使用。它縈繞良久 的氣味可能會令人頭昏，甚至導致頭痛，也可能刺激黏 膜組織，或刺激某些敏感皮膚。
心 靈 療 效	它有除去胸中壓力的聲譽，使人感覺實在而平穩。可安 撫情緒化的狀態，紓解神經緊張。
身 體 療 效	一、常能在難纏的箇疾上發揮作用，一般而言是對抗慢

性病的一股支援力量。

二、白松香長久以來都被用以處理肺部的持續性感染，尤其有益於去除黏液並紓緩擾人的咳嗽。總體來說，是有利於呼吸道的一種精油，特別能安撫的支氣管的痙攣。

三、白松香對生殖系統也極有幫助，可改善月經不至的現象，痙攣性的經痛以及水分滯留。它也可以紓緩更年期易怒的情形，與臉部潮紅等問題。

四、它止痛與抗痙攣的屬性則可改善肌肉的痛性痙攣以及風濕病。

皮膚療效	有益於發炎、腫脹、傷口與膿腫，特別是那些對其它藥物沒有反應的皮膚狀況，不妨試試白松香。另外它也能使成熟型的皮膚比較柔軟。
適合與之調和的精油	香茅、欖香脂、乳香、茉莉、玫瑰草、天竺葵、薑、松、玫瑰、萬壽菊、馬鞭草、依蘭。

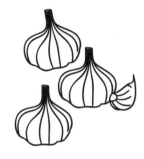

33

大　蒜
GARLIC

植物種類／萃取部位	藥草／莖和蒴果
學　　　名	蔥屬
	Allium sativum
科　　　名	百合科 Liliaceae
類 比 音 符	未知
主 宰 星 球	火星
萃 取 方 法	蒸餾

氣　　味	強勁、辛辣的氣味。
外　　觀	凱爾特語的 Allium（亦即大蒜的屬名），意指這種植物的強烈「燃燒」本質。原產於亞洲，但西班牙、埃及、西西里與法國也有栽種，高 90 公分，開白色或粉紅色的花朵，葉片長而平，白色的球莖由株芽和膜質管徑所構成。
應用歷史與相關神話	享有延年益壽的聲譽，腓尼基的水手總會為長程的航行準備大量的大蒜，以預防疾病。埃及人用它來抵禦流行性傳染病，如霍亂和斑疹傷寒。古希臘人則認為大蒜對不孕有效；希臘的摔角選手會在賽前先嚼個幾瓣大蒜，用意在給予自己力量和勇氣，這樣做無疑也是想嚇阻對手。中藥裏亦大量運用大蒜為藥材。 大蒜防禦魔鬼的名聲是由吸血鬼炒熱的，因為我們都了

解吸血鬼不太喜歡大蒜。事實上瑞典人也相信大蒜能讓
「特洛爾」（Trolls）乖乖待在他們該待的山洞中，所謂
的特洛爾乃是北歐傳說中愛惡作劇的妖精。法國鄉間的
居民常用大蒜驅離獵食家畜的野獸。

在二次大戰中，我們可以看到大蒜廣為人們所使用，因
為它具有類似抗生素的屬性。

化學結構	硫化合物──蒜臭素、丙烯硫化物
屬　　性	止痛、似抗生素、抗壞血、抗寄生蟲、抗菌、抗痙攣、抗病毒、殺菌。 促進膽汁的製造、促進傷口結痂、消除鼻塞、利尿、治疣、化痰、殺黴菌。 降低血糖、降血壓、殺蟲、預防疾病、消解腫塊與癤、促發汗、補身、擴張血管、驅蠕蟲。
注意事項	大蒜擁有宛如熊熊烈火的本質，不宜用於憤怒或熱性的人身上，也不該用在急性的肺部問題及消化問題，因為其迅速解毒的特性，可能會超過身體所能負荷的程度。有皮膚方面的毛病，如可能肇因於代謝異常的濕疹，也不建議使用大蒜。如果哺乳的母親使用大蒜，則小嬰兒可能發生急性腹痛（結腸炎）。大多數的人都比較喜歡吞食大蒜膠囊，而少用它來進行芳香療法的按摩。
心靈療效	溫暖而刺激的作用可驅散疲憊的感覺。

大
蒜

身體療效	一、補身良藥，強化身體結構。能延緩老化的過程，因為它可以調節執掌人體細胞的甲狀腺。活化淋巴系統，促進排毒。
	二、對循環系統十分有益，藉由擴張微血管降低血壓。另外，大蒜藉由影響脂肪的代謝，還能降低高膽固醇。整體而言，對循環有調節、平衡的作用，有助於澄清血液，控制動脈的硬化現象。
	三、和呼吸道本身的功能相似，所以可有效對抗流行性感冒、喉炎、胸部不適及支氣管黏膜發炎。曾被用以改善肺結核、白喉、慢性支氣管炎和百日咳。
	四、有益於消化道，能刺激腸胃蠕動，並發揮像輕瀉劑的作用，也可以控制胃中的發酵和腐化作用。並可驅除蠕蟲，刺激膽囊，促進膽汁分泌，幫助消化脂肪。
	五、可調節體內的胰島素，對糖尿病也頗具價值。利尿的功能可預防腎結石的形成，減輕扭傷、肌肉與風濕疼痛，以及神經炎的情況。
皮膚療效	常在下列皮膚問題時建議使用，如突然冒出的小痘痘、粉刺、膿腫、癬和狼瘡。用於消毒潰瘍以及受細菌感染的傷口，雞眼和疣也可得以改善。
適合與之調和的精油	未知。

天竺葵
GERAN-
IUM

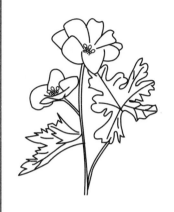

植物種類／萃取部位	開花植物／花和葉
學　　　名	天竺葵屬 Pelargonium odoratissimum /graveolens
科　　　名	牻牛兒科 Geraniac-
類　比　音　符	中音
主　宰　星　球	金星
萃　取　方　法	蒸餾

氣　　　味

甜而略重，有點像玫瑰，又稍稍像薄荷。

外　　　觀

這種漂亮的植物常見於樊籬，高約 60 公分，帶著鋸齒狀的尖葉和小小的粉紅色花。其精油通常產自法國、留尼旺島、西班牙、摩洛哥、埃及和義大利。天竺葵的英文俗名 Geranium 其實是個錯誤的命名，因為它的精油是從 Pelargoniums 這種植物產出的，P. Odoratissimum 的香氣有點像蘋果，而 P. Graveolens 則帶有玫瑰香。

應用歷史與
相 關 神 話

過去被認為是極具療效的植物，常被用來治療傷口、腫瘤、霍亂和骨折。幾世紀以來人們深深相信它的威力，都把它種在住屋周圍以驅趕惡靈。

早在 19 世紀時，法國人就開始做天竺葵精油的商業生產，但今天大部分的天竺葵精油是產自留尼旺島，這個芬芳的小島位於西南印度洋上，原本叫做波旁島。最早

被使用的品種應是 P. capitatum，這種天竺葵長得比較小，但精油含量甚高，直到今天還有野生的品種存在。本世紀初期，摩洛哥開始競產天竺葵精油。它的香味常被用於香水和肥皂中，或用來假冒大多數的香料。

化學結構	酸類──牻牛兒酸 醇類──牻牛兒醇、香茅醇、芫荽油醇、香桃 　　　　木醇、松油醇 醛類──檸檬醛 酮類──薄荷酮 酚類──丁香酚 萜烯──檜烯
屬　　性	止痛、抗凝血、抗憂鬱、抗菌、收斂、促進結疤、增強細胞防衛功能、利尿、除臭、止血、降低血糖、殺蟲、收斂止血、補身、收縮血管、治創傷。
注意事項	對某些敏感皮膚可能有刺激性。能調節荷爾蒙，所以懷孕期間以不用為宜。
心靈療效	是神經系統的補藥，可平撫焦慮、沮喪，還能提振情緒。讓心理恢復平衡，而且由於它也能影響腎上腺皮質，因此它能紓解壓力。
身體療效	一、藉著調節荷爾蒙系統的功能，對經前症候群、更年

期問題（如沮喪、陰道乾澀、經血過多）都十分有用，並能改善乳房的充血及發炎問題。

二、一般性排尿系統不良且充血時，天竺葵的利尿特性是很有效的，可幫助肝、腎排毒，所以或許也能幫助上癮者戒除煙癮、酒癮。還可處理黃疸、腎結石和膽結石，以及糖尿病與泌尿感染。能改善水分滯留症狀，及腫脹的足踝。

三、刺激淋巴系統以避免感染，排除廢物，它也能強化循環系統，使循環更通暢。對喉部和唇部的感染有療效，並能安撫神經痛。一般而言可淨化黏膜組織，特別是消化系統的黏膜，而對胃炎和結腸炎也有所幫助。

四、是一種芳香的驅蟲劑。

皮 膚 療 效	適合各種皮膚狀況，因為它能平衡皮脂分泌而使皮膚飽滿。可能對濕疹、灼傷、帶狀疱疹、疱疹、癬及凍瘡有益。對鬆垮、毛孔阻塞及油性皮膚也很好，堪稱一種全面性的潔膚油。由於天竺葵能促進血液循環，使用後會讓蒼白的皮膚較為紅潤有活力。
適 合 與 之 調 和 的 精 油	羅勒、佛手柑、胡蘿蔔種子油、雪松、快樂鼠尾草、葡萄柚、茉莉、薰衣草、萊姆、橙花、橙、苦橙葉、玫瑰、迷迭香、檀香。

薑
GINGER

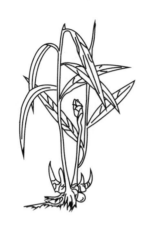

植物種類／萃取部位	藥草／根
學　　　名	薑屬 Zingiber officinale
科　　　名	薑科 Zingiberaceae
類 比 音 符	高音
主 宰 星 球	火星
萃 取 方 法	蒸餾

氣　　味	香辛料，尖銳、溫暖而使人愉悅。生機蓬勃，有點像檸檬及胡椒。
外　　觀	大部分的熱帶國家，都有這種經濟作物的商業生產，如非洲與西印度群島等，但據說原產地在印度、中國與爪哇，其中顯然以牙買加薑的氣味最佳。這種常綠的藥草有結節的塊莖匍匐於地，其上則挺立著狀似蘆葦的垂直莖幹，開的也是白花。
應用歷史與相關神話	自古以來，一直是倍受推崇的一種香料，在古希臘與阿拉伯的藥典中，均占有其一席之地。它乾燥過的根部是廣受歡迎的調味料，同時也是個芳香的激勵性藥材，以及對抗瘧疾的處方。中國人用它來化痰、強心。現在已不能確定它是何時傳入歐洲，可能在第 10 世紀或 15 世紀，但是人們從未將它和其它植物混淆在一起。

希臘人喚它作「Ziggiber」，很喜歡它使胃部溫暖的特性以及解毒的功能。在梵文的文獻中，薑則以「Srngavera」之名出現。現在大家所熟知英文名稱 Ginger，乃源自拉丁文的 Zingiber。另有一種重要的說法指出，Ginger 其名是照著印度地名 Gingi 而起的，在當地，人們飲用薑茶以紓解胃部的不適。

化 學 結 構	醇類——龍腦 醛類——檸檬醛 氧化物——桉油醇 倍半萜——薑烯 萜烴——樟烯、檸檬烯、水茴香萜
屬　　　性	止痛、止吐、抗菌、防壞血、開胃、催情、祛腸胃脹氣、化痰、退燒、輕瀉、使身體溫暖、激勵、利胃、促進發汗、補身。
注 意 事 項	可能刺激敏感皮膚。
心 靈 療 效	在感覺生活平淡、世界冰冷的時候，它能溫暖你的情緒。可以使感覺敏銳並增強記憶，使人心情愉快。適用於疲倦狀態，能激勵人心，也可帶來腳踏實地的感覺。
身 體 療 效	一、特別有助於體內濕氣或體液過多的狀態，如流行性感冒、多痰、流鼻水時。也能減輕喉嚨痛及扁桃腺炎。

二、雖是一種暖性的油，卻可平抑因過濕引起的恙症，促進汗腺的活動。另一個重要的作用是調節因受寒而規律不整的月經。

三、調節並安定消化系統，促進胃液分泌。薑油對以下的問題均能產生良好效果：食慾不振、消化疼痛、脹氣、腹瀉以及壞血症（肇因於飲食不當而導致的維生素 C 缺乏症），甚至在感覺反胃、偏頭痛、暈機暈車暈船時都有幫助。

四、它止痛的屬性能紓解關節炎、風濕痛與抽筋、扭傷、肌肉痙攣，尤其是下背部的疼痛。

五、刺激循環作用，可減輕心絞痛。據說還可改善凍瘡，血中過高的膽固醇和靜脈曲張。

六、長久以來都被尊為催情劑，似乎在治療性無能方面很有價值，有一種調配方法的確能帶來顯著的美妙效果，亦即把薑、肉桂、芫荽和迷迭香調和使用。同理，薑油也可用於產後護理，以消除積存的血塊。

七、維護視力的聲譽卓著，但沒有一種精油可以直接使用於脆弱的眼睛部位。據說還能改善聽力，使感覺器官比較敏銳。

皮 膚 療 效	有助於消散淤血，治創傷及癰。
適合與之調和的精油	月桂、白千層、藏茴香、豆蔻、肉桂、芫荽、丁香、欖香脂、尤加利、乳香、天竺葵、檸檬、萊姆、香桃木、甜橙、迷迭香、綠薄荷、馬鞭草。

36

葡萄柚
GRAPE-
FRUIT

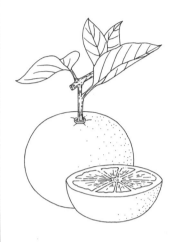

植物種類／萃取部位	樹／果皮
學　　　　名	柑橘屬 Citrus paradise
科　　　　名	芸香科 Rutaceae
類 比 音 符	高音
主 宰 星 球	未知
萃 取 方 法	蒸餾

氣　　味　甜，略衝鼻，清新。

外　　觀　這種樹長著油亮的葉片，開白花，黃澄澄的果實懸掛於樹枝上，彷彿一大串壓扁的葡萄。它的油脂腺深埋在果皮內，和橙、檸檬相比，葡萄柚的產油量較少。有些葡萄柚精油是藉蒸餾法萃取而得，但品質明顯遜於壓榨法所產出的精油。大部分的葡萄柚精油產自以色列、巴西及美國。

應用歷史與
相關神話　通常生長於地中海地區，屬於一種裝飾性的樹種，它原產於亞洲，據說是橙樹的變種。另有一種傳說指這種水果最早被培育於西印度群島，時間是 18 世紀。它當時被命名為「沙達克果」，顯然是以沙達克船長而命名，因為沙達克船長將這種水果引進當地。

葡萄柚精油的主要商業性產銷始於 1930 年的佛羅里達，

葡
萄
柚

而美國至今仍為最大的供應者。它也是食品、化妝品及香水業很歡迎的一種成分原料。

化學結構 醇類——牻牛兒醇、芫荽油醇
醛類——檸檬醛
萜烴——檸檬烯、松油萜

屬　　性 抗沮喪、抗菌、開胃、利尿、消毒、使病理現象消散、激勵、補身。

注意事項 使用後若曝曬於強烈日光下，可能會引起皮膚敏感。

心靈療效 有全面性的提振效果，所以在壓力狀況下使用極有效果。對中樞神經系統有平衡的作用，因此可以穩定沮喪的情緒。據說能使人歡愉，有些許的催眠效果。

身體療效 一、是淋巴腺的刺激劑，滋養組織細胞，控制液體流動，對肥胖症和水腫症狀能發揮效果。它利尿的特性也能改善蜂窩性組織炎。它還是減肥餐的好幫手，因為它能刺激膽汁分泌以消化脂肪。

二、是一種不錯的開胃劑，能平衡與調節消化系統，也能幫助戒除藥癮，因為它能淨化腎臟和脈管系統（血液、淋巴）。它的消解特性還能化除膽結石，據說也是肝的補藥。

三、能安撫身體，減輕偏頭痛、經前症候群及懷孕期間

的不適感。它還能紓緩時差的症狀如頭疼、疲乏等等。

四、在耳部感染後能幫助恢復平衡。

適合與之調和的精油	羅勒、佛手柑、雪松、洋甘菊、香茅、乳香、天竺葵、茉莉、薰衣草、玫瑰草、玫瑰、花梨木、依蘭。

癒
創
木

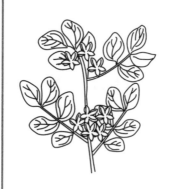

37

癒創木
GUAIAC-WOOD

植物種類／萃取部位	樹／木心
學　　　　名	癒創木屬 Guaiacum officinale G. sanctum 玉檀木 Bulnesia sarmienti
科　　　　名	蒺藜科 Zygophyllaceae
類 比 音 符	低音
主 宰 星 球	未知
萃 取 方 法	蒸餾

氣　　味	深沈而強勁，隱隱帶著香草氣息的泥土味。
外　　觀	原產於南美，B. sarmienta 玉檀木這種樹種可萃取出最多的癒創木樹脂油，但是有些精油的來源是佛羅里達南部及巴哈馬群島的 G. sanctum 聖檀木這種樹種。癒創木是一種小型的樹，高約 3.65 公尺，長著淡綠色的樹葉，白色的樹皮、藍色花與棕綠木心，它常被刨成木屑或木片出售。 雖然它可以自然流出樹脂，但有時人們仍會以燃燒木材以收取軟化的樹脂。這種精油在室溫時為固態，需要加熱來使它溶為液體。
應用歷史與 相關神話	有時被稱為「聖樹」，可見它曾被用於一些半宗教半巫術的儀式中。然而，巴拉圭人則認為癒創木在治療一些嚴重的疾病上頗有價值，如癌症和梅毒等，這也許要歸

功於它促進發汗的特性。

其木心之用途包括雕刻木碗與其他的裝飾用品。在 1891 年時，首度被船運至歐洲以萃取精油，但在巴拉圭本地的蒸餾作業，則遲至二次大戰爆發前夕才開始。

香水業界已認識它做為定香劑的價值。多年前，它甚至還被用來攙雜在大馬士革玫瑰精油中，同時也是玫瑰氣味的香皂成份之一。

化學結構	醇類──Bulnesol、癒創木醇
屬　　性	消炎、抗風濕、催情、收斂、具療效的香脂、利尿、輕瀉、促發汗。
注意事項	可能會使人慵懶，阻礙精神的集中，而且其氣味不易散失，有些人不喜歡這種感覺。
心靈療效	可使人放鬆，解除武裝，有助於冥想，也或可安撫神經緊張。
身體療效	一、它極佳的發汗功能，可幫助身體驅離血中的不潔成份，長久以來都被用於改善痛風與風濕性關節炎，尤其有助於發炎的情況。同樣的，發汗作用在發熱型感冒時可安撫喉嚨的黏膜組織，減輕扁桃腺炎的不適。 二、一般而言可調節體液分泌，有助於性方面的障礙，

例如停經期因陰道乾澀而導致的性交疼痛。癒創木神秘的特質與大地之母的氣息，再再都說明了它享有催情盛譽的緣故，它也能紓解經痛。

三、給予鬆弛的生殖泌尿系統正面的影響，使其作用重上軌道，癒創木在此的功能就像利尿劑與輕瀉劑。

皮膚療效	可使組織緊實，有益於成熟型肌膚。
適合與之調和的精油	安息香、佛手柑、芹菜、香茅、欖香脂、乳香、天竺葵、葡萄柚、茉莉、薰衣草、檸檬、玫瑰草、廣藿香、玫瑰、依蘭。

牛膝草
HYSSOP

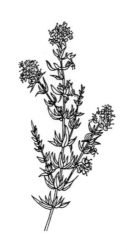

植物種類／萃取部位	藥草／葉和花穗
學　　　　名	牛膝草屬 Hyssopus officinalis
科　　　　名	唇形科 Labiatae
類 比 音 符	中音
主 宰 星 球	木星
萃 取 方 法	蒸餾

氣　　味	溫暖，甜味，具穿透力。
外　　觀	這種妝點了地中海的藍紫色花朵，是蜜蜂的最愛，又名神香草、海索章。它能長到 60 公分高，毛茸茸的木質莖上長出狹長的綠葉子。精油產地為德國、法國和義大利。
應用歷史與相 關 神 話	聖經詩篇第 51 篇第 7 則寫著：「求你用牛膝草潔淨我，我就乾淨。」這應是指這種植物對瘟疫、麻瘋、和胸痛的淨化效果。事實上，由於它具有除臭的特性，人們常用它來淨化神聖的祭壇與廟宇，因此牛膝草一直以來都被認為是一種神聖的植物。約翰福音第 19 章第 30 節中也記載，人們在一束牛膝草上綁著浸滿醋的海棉，然後遞給耶穌請他飲用。 Hyssop 其名是由希伯萊文 Ezoph 與希臘文 Azob 而來的。

牛膝草大概是在 10 世紀左右，由聖班迪克的僧侶引進歐洲，他們用它來製作飲料。在中世紀時，人們拿牛膝草來噴灑蝨子。它的葉子有時被拿來包裹傷口，療效明顯而快速。牛膝草磨成細粉，可治腫塊及面皰，也被用來抑制癌細胞生長。

化 學 結 構	醇類——龍腦、芫荽油醇 酮類——樟腦、牛膝酮、側柏酮 倍半萜——杜松萜烯 萜烴——樟烯、松油萜
屬　　性	抗風濕、抗菌、抗痙攣、收斂、鎮咳、利心臟、袪腸胃脹氣、利頭部、促進傷口結痂、利消化、利尿、通經、化痰、退燒。 柔軟、升高血壓、利神經、舒胸、預防疾病、促使病理現象消退、鎮靜、激勵、利胃、促排汗、補身、驅蟲、治創傷。
注 意 事 項	因為它是十分強勁的精油，建議只使用低劑量，而許多芳香療法師乾脆完全捨棄它。癲癇及高血壓患者絕對禁止使用，孕婦也不可使用。
心 靈 療 效	對心靈有很強的作用，使人頭腦清晰敏銳。由於它可以把潛藏的感受抒發出來，顯然可藉此釋放痛苦的情緒。據說能清脾而忘憂。

身體療效	一、調節循環系統，有效改善低血壓，當身體虛弱或處於復健期時，牛膝草激勵的功能幫助很大。
	二、對呼吸系統的問題及病毒感染非常有效，如著涼、咳嗽、喉嚨痛、流行性感冒、支氣管炎和氣喘。幫助清肺，減輕胸部的緊悶，使黏液流動順暢，紓緩支氣管痙攣。
	三、是消化系統的補藥，作用如溫和的輕瀉劑，紓緩胃痙攣，祛脹氣，據說還能驅蠕蟲。幫助恢復胃口，消化脂肪。
	四、有益於月經週期，尤其是經期中發生的水腫現象，對月經異常中斷和白帶都有效。
	五、可紓緩風濕、關節炎和痛風。
皮膚療效	皮膚的療效包括促進傷口結痂和打散淤血，改善皮膚炎和濕疹。
適合與之調和的精油	歐白芷、芹菜、茴香、薰衣草、香蜂草、橙、迷迭香、紅柑。

39

義大利
永久花
IMMOR-
TELLE

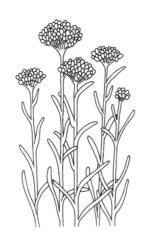

植物種類／萃取部位	灌木／花
學　　　名	Helichrysum angustifolium
科　　　名	菊科 Compositae
類 比 音 符	低音
主 宰 星 球	未知
萃 取 方 法	蒸餾或溶劑萃取

氣　　味	強烈的木質香，又帶了點香料的感覺。
外　　觀	這是一種野生植物，花色暗黃，銀綠色的葉片則帶有胡椒味，莖長 60 公分，品種繁多。精油的主產地在歐洲，特別是義大利、法國和南斯拉夫。若在收成後的 24 小時內立即蒸餾，將可獲得品質較好的精油，愈嫩的植物可萃取的量愈多。
應用歷史與相關神話	大麥町自 1908 年開始生產義大利永久花。它的另一個品種 Helichrysum stoechas 與其化學屬性相似，而且此二者經常一起蒸餾以產出精油。另外還可用溶劑萃取出義大利永久花的原精，這類程序主要的進行地點是法國的格拉斯一帶。人們很喜愛將它製成乾燥花供裝飾用。
化 學 結 構	醇類——牻牛兒醇、芫荽醇、橙花醇

酯類——Neryl acetate

萜烴類——松油萜

屬　　　　性	抗炎、抗痙攣、抗病毒、收斂、殺菌、利膽、利尿、柔軟皮膚、化痰、促進細胞再生、殺黴菌、利肝、鎮靜、利脾。
注 意 事 項	未知。
心 靈 療 效	淡化驚嚇、畏懼、恐慌的情緒，據說還能紓解抑鬱的情緒。
身 體 療 效	一、這是一種回春的精油，可促進細胞再生，幫助組織重建，並活化器官。它還能通經絡——疏通貫穿全身的精氣通路。 二、可顯著消除體內的念珠菌，這種菌體常在人們體力低落時大量繁殖。由於義大利永久花可以強化免疫系統，使用後可減低過敏及傳染病的威脅。 三、據說能調節血壓，強化呼吸系統的整體功能，減輕感冒發燒、流行性感冒、支氣管炎、咳嗽與氣喘症狀，將肺中黏液予以消除，使患者安然入眠。 四、是消化器官的好幫手，降低肝脾之充血現象，處理膽囊失常的問題，調節胰臟與膽汁的分泌。 五、可減輕風濕與一般疼痛的不適，也可紓解長期的頭痛及偏頭痛。抑制單純疱疹和膀胱炎發生。

皮膚療效 促進細胞再生方面的效果和薰衣草不相上下，但其心理影響不如薰衣草那麼有效。可幫助傷疤、粉刺、濕疹、癬與膿腫的痊癒。據稱義大利永久花與佛手柑、薰衣草、以及西洋蓍草調和後可治乾癬，其殺黴菌的屬性作用，在治療香港腳與癬時反應十分良好。

適合與之調 佛手柑、洋甘菊、天竺葵、乳香、薰衣草、桔、甜橙、
和 的 精 油 苦橙葉、玫瑰、花梨木、西洋蓍草。

40

茉　莉
JASMINE

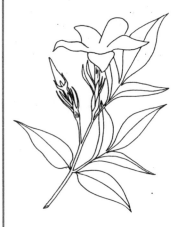

植物種類／萃取部位	樹木／花朵
學　　　　名	茉莉屬 Jasminum grandiflorum
科　　　　名	茉莉科 Jasminaceae
類 比 音 符	低～中音
主 宰 星 球	木星
萃 取 方 法	脂吸法或溶劑萃取

氣　　味　甜甜的花香，充滿異國風情，會使頭部感到有一點沈重。

外　　觀　這種攀爬植物的纖柔白花只能在晚上摘取，因為晚上它的氣味最強烈。茉莉原產於伊朗和北印度，能長到 60 公分高，現在栽種於阿爾及利亞、摩洛哥、埃及、義大利和法國，法國產的精油品質最佳。它的萃取過程十分精細，需要高度的技巧，通常需要極大量的花朵才能生產出少許的精油，所以它的價格十分昂貴，而且多摻有其他的精油。

應用歷史與
相關神話　茉莉精油又被稱作「花精油中的國王」，長久以來一直被用作春藥，其催情的作用聲譽卓著，重要的是，它也能治療淋病和攝護腺方面的疾病。在印度，它被廣泛用作油膏的香料，也用於儀式中。客人則會被套上茉莉花

茉莉

做的花環及手環以表歡迎。

土耳其人用茉莉的枝幹做繩索的中心，中國人則愛飲茉莉花茶。茉莉花也是印尼菜中極受歡迎的裝飾品，西方人十分感謝征服者摩爾人將這種植物帶到西班牙。目前，做為香水成分是它最昂貴的用途，而此用途近來愈趨流行。

化學結構	醇類——苯甲醇、麝子油醇、牻牛兒醇、橙花醇
屬　　性	抗沮喪、抗菌、抗痙攣、催情、柔軟皮膚、催乳、助產、鎮靜、利子宮。
注意事項	懷孕期間不可使用，臨盆前才能用以幫助生產。過度使用會干擾體液，特別是痰的流動。 而它類似麻醉劑的屬性，會干擾注意力的集中，這種強勁的香氣一定只能使用低劑量。
心靈療效	對嚴重的沮喪是很有效的處方。安撫神經、溫暖情緒、使人產生正面的感受與自信。它是服務業人員不可多得的幫手，可讓人恢復精力，重現活力。
身體療效	一、茉莉精油可能是生產時最有幫助的精油。它能強化收縮的作用，加速生產，並減輕生產的痛苦。它是絕佳的荷爾蒙平衡劑，可有效改善產後憂鬱症，加強親子間的聯繫，並促進乳汁分泌。

二、它也能紓緩子宮痙攣，減輕經痛，有益於一般的陰道感染。它對男性生殖系統的重要性，在於它能增加精子的數目，進而改善不孕症。讓人極度放鬆的特性，使它成為超越性障礙的著名精油，能改善陽痿、早洩與性冷感。

三、茉莉能幫助呼吸系統，調節並加強呼吸的深度，因此它能紓解支氣管的痙攣，並安撫擾人的咳嗽。據說還能改善嘶啞的聲音。

四、放鬆僵硬的四肢，功效卓著。

皮膚療效	一般而言對任何皮膚都有幫助，尤其是乾燥及敏感皮膚的高效護膚品。茉莉、桔、薰衣草三者調和，可增強皮膚的彈性，常用以淡化妊娠紋與疤痕。
適合與之調和的精油	佛手柑、乳香、天竺葵、癒創木、義大利永久花、橙、桔、香蜂草、橙花、玫瑰草、花梨木、檀香。

41

杜 松
JUNIPER

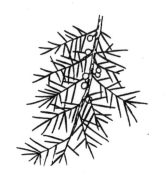

植物種類／萃取部位	灌木／漿果
學　　　　名	檜屬 Juniperus communis
科　　　　名	柏科 Cupressaceae
類 比 音 符	中音
主 宰 星 球	太陽
萃 取 方 法	蒸餾

氣　　味　乾淨、清新、略帶木頭香。

外　　觀　一種常綠灌木，一般可長到 1.8 公尺高，有一種斯堪地那維亞的野生杜松可以長到 9 公尺高。杜松在北極區生長茂盛，但在世界各地都可以發現杜松的蹤影。它有紅色的樹幹、針狀葉，開小小的黃花，結藍黑色的漿果。杜松精油產自匈牙利、法國、義大利、南斯拉夫和加拿大。

應用歷史與
相 關 神 話　在接觸性傳染的疾病和霍亂、傷寒熱的治療上，杜松扮演十分重要的角色。在西藏，它被用以防瘟疫。希臘、羅馬與阿拉伯的醫者都很看重它的抗菌功效。在蒙古，婦女臨盆時會以杜松來助產。15、16 世紀的藥草學者極為讚賞杜松，不僅是由於它能防瘟疫，也因為它是咬傷的特效藥。有趣的是，古凱爾特語的「杜松」意思是

「咬傷」。

有很長的一段時間，法國醫院都拿杜松和迷迭香的枝條焚燒，以清潔空氣。在南斯拉夫，它則被尊為萬靈丹，一度還被認為可改善糖尿病。

聖經中曾提及杜松補給疲憊心靈的效果，在列王紀19章第4節及第5節中，記載了筋疲力竭的以利亞倒臥在一棵羅騰（即杜松）樹下。另外，杜松還以琴酒的成分之一而聞名。

化學結構	醇類——龍腦、松油醇 倍半萜——杜松萜烯、雪松烯 萜烴——樟烯、楊梅烯、松油萜、檜烯
屬　　性	抗菌、抗風濕、抗痙攣、催情、收斂、袪腸胃脹氣、促進結疤、淨化、排毒、消毒、利尿、通經、利神經、殺蟲、助產、使皮膚發紅、激勵、利胃、催汗、補身、治創傷。
注意事項	使用過久可能會過度刺激腎臟，若有嚴重的腎病或其它的腎感染時，要避免使用杜松。又因為能通經，懷孕期間不可使用。
心靈療效	清淨，激勵並可強化神經。杜松能淨化氣氛，讓心靈在挑戰性的情況下獲得支援，對服務業、醫療、美容業人員而言是一個好幫手。

身體療效	一、非常有效的利尿劑，生殖泌尿道的抗菌劑，對膀胱炎、尿急痛（無力排尿）和腎結石是極佳的藥劑。攝護腺腫大時，杜松可幫助排尿，它還能使蜂窩性組織炎、水腫與體液滯留均回復正常。
	二、杜松排毒的功能十分出名，特別是攝取過量的食物和酒精時，它能排出堆積的毒素，淨化腸道黏膜，有效對抗痔瘡。一般而言對消化系統有利，可調節胃口，幫助肥胖症。是肝的補藥，對肝硬化的幫助十分出名。
	三、當身體感覺沈重、疲倦時可激勵精神，而上述的狀態可能肇因於身體囤積太多廢物。用杜松足浴可減輕某些充血的現象。它能以清血的方式排毒，在病媒昆蟲滋生的區域成為無價之寶。
	四、能夠清除尿酸，所以對關節炎、風濕、痛風和坐骨神經痛十分有益。可能強化四肢，而身體僵硬、活動困難時，杜松可以減輕疼痛。
	五、可以規律經期、紓緩經痛。促進生產順利。
皮膚療效	油性、充血皮膚的幫手，還能改善頭皮的皮脂漏。它淨化的特性可改善粉刺、毛孔阻塞、皮膚炎、流湯的濕疹、乾癬和腫脹。
適合與之調和的精油	安息香、佛手柑、絲柏、乳香、天竺葵、葡萄柚、橙、檸檬香茅、萊姆、香蜂草、迷迭香、檀香。

42

醒目
薰衣草
LAVANDIN

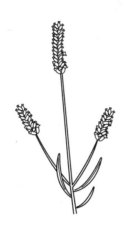

植物種類／萃取部位	藥草／開花的頂端
學　　　　名	薰衣草屬 Lavandula flagrans
科　　　　名	唇形科 Labiatae
類 比 音 符	高音
主 宰 星 球	水星
萃 取 方 法	蒸餾

氣　　味	清澈，甜而具穿透力，和薰衣草相似。
外　　觀	靠著傳遞花粉的蜜蜂做媒，為真正薰衣草與穗花薰衣草交配孕育出這種歐洲品種，在法國欣欣向榮。這三種薰衣草的分佈地區分別是： ・低地：穗花薰衣草 Lavandula latifolia ・中間地帶：醒目薰衣草 Lavandula burnatii ・高地：真正／高地薰衣草 Lavandula angustifolia 與另外兩種薰衣草相比，醒目薰衣草灰藍的花瓣比較大且堅硬，但據說療效卻相對較少。
應用歷史與 相 關 神 話	因為醒目薰衣草比其它兩個品種來得堅硬，其精油產量也比較多。不過從前它不曾被當成單一精油銷售出口，其主要用途是攙加在比較纖弱的純種薰衣草中。第二次世界大戰後，醒目薰衣草的產量逐年增加，現在即出口

醒目薰衣草

供肥皂製造業及香水業運用了。

化學結構	醇類——薰衣草醇、芫荽油醇、松油醇
	酯類——芫荽酯
	酮類——樟腦
	氧化物——桉油醇
	倍半萜類——丁香油烴
	萜烴類——樟烯、苦艾萜、檸檬烯、羅勒烯、松油烴

屬　　性	抗抑鬱、止痛、抗菌、促進傷口結疤、化痰、利神經、治創傷。

注意事項	在某些方面用途與薰衣草類似，但放鬆效果則大大不如，並不適合於需要鎮靜的狀態。

心靈療效	使疲憊的心靈煥然一新。

身體療效	一、特別有益於肌肉疼痛與肌肉僵硬，也能幫助風濕的不適和不靈活的關節。
	二、對呼吸道頗有好處，尤其是像咳嗽、感冒與流行感冒等毛病。當肺部和鼻竇被濃痰與鼻涕堵塞時，醒目薰衣草可以使呼吸順暢。

皮膚療效	促進傷口結疤，有助於傷口癒合，據說對皮膚炎也有一些效果。

適合與之調和的精油	佛手柑、洋甘菊、香茅、快樂鼠尾草、天竺葵、義大利永久花、茉莉、檸檬、甜橙。

薰衣草

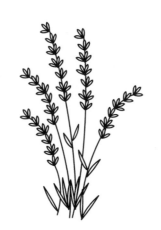

43

薰衣草
LAVEND-
ER

植物種類／萃取部位	灌木／花
學　　　　　名	薰衣草屬 Lavandula Officinalis
科　　　　　名	唇形科 Labiatae
類 比 音 符	中音
主 宰 星 球	水星
萃 取 方 法	蒸餾

氣　　　味　　花香，淡而清澈，略帶木頭香。

外　　　觀　　此種可愛的植物有不少品種野生於地中海地區。L. Offici-
nalis 據說是氣味最濃郁的，它小小的紫藍色花朵棲息在
長長的莖幹上，花上覆蓋星形細毛，窄長的葉片呈灰綠
色。薰衣草被廣泛栽植於英國、法國及南斯拉夫。

應用歷史與　　芳香療法中用途最廣的精油之一，而且是從不可考的年
相 關 神 話　　代起，便被用於醫療方面。
幾世紀以來，人們都把薰衣草香包放在櫥櫃中，用以驅
蟲。事實上它殺蟲的特性最著名，羅馬人盛讚其抗菌
力，用它來泡澡和清潔傷口。薰衣草的拉丁字根 Lavare
的意思就是「洗」。一度曾被認為能治療輕微的癲癇。
薰衣草香水在依莉莎白與史都華時代極受歡迎，也是查
理一世的皇后最喜歡的香水。長久以來，英國的薰衣草

主要長在薩里（Surrey）的米切姆（Mitchum），然而現在已被大量栽種於諾福克（Norfolk）一帶。它對皮膚的完美療效是法國化學家蓋特福賽（Gattefosse）在本世紀初意外發現的，它為某些摩洛哥菜和法國菜增添了不尋常的特殊風味。

化 學 結 構	醇類——龍腦、牻牛兒醇、薰衣草醇、芫荽油醇 酯類——牻牛兒脂、薰衣草酯、芫荽酯 氧化物——桉油醇 倍半萜——丁香油烴 萜烴——檸檬烯、松油萜
屬　　　性	止痛、抗抽搐、抗沮喪、消炎、抗風濕、抗菌、抗痙攣、抗病毒、殺菌、袪腸胃脹氣、利膽、促進結疤、興奮、增進細胞活動。解除充血與腫脹、除臭、解毒、利尿、通經、殺黴菌、降低血壓、利神經、回復健康、鎮靜、利脾、催汗、治創傷。
注 意 事 項	有些低血壓的人用了薰衣草精油後，會發生呆滯的現象。它也是通經藥，避免在懷孕初期使用。
心 靈 療 效	薰衣草精油能安定情緒，所以對失常的心理狀態有正面的效果。能淨化、安撫心靈，減輕憤怒和筋疲力竭的感覺，使人可以心平氣和地面對生活。因為它能平衡中樞神經，所以對驚慌和沮喪的狀態很有幫助。

薰衣草

| **身體療效** | 一、對心臟有鎮靜效果，可降低高血壓、安撫心悸，改善失眠狀態的作用聞名已久。 |

二、止痛的特性能有效改善肌肉痙攣，對扭傷、肌肉使用過度以及風濕痛都有益處，與馬鬱蘭混合時能提高療效。對呼吸系統有幫助，可處理支氣管炎、氣喘、黏膜發炎、感冒、喉炎及喉嚨感染。減輕肺結核，並預防感染。

三、對月經方面的問題很有幫助，如流量太少、痛經、白帶。臨盆時使用可減輕痛苦及加速生產，用來按摩下背部可消除產後的不適。

四、據說可清脾和肝（脾氣便是由脾而來）。還可促進胃的分泌作用，所以在反胃、嘔吐、絞痛和脹氣時可派上用場，刺激膽汁分泌以幫助消化脂肪。

五、是有名的殺蟲劑，可以驅走蛾類與昆蟲。據說還能消毒犬隻咬傷，以及淨化空氣。

皮膚療效

它能促進細胞再生，平衡皮脂分泌，因此，對所有的皮膚狀態都很有價值。治灼傷與曬傷的功效名聞遐邇。還可改善面皰、濕疹和乾癬，治膿腫、癤與癰，並能抑制黴菌生長，使腫脹、疤痕、壞疽減至最低的程度。

是一種很好的護髮劑，對禿頭有些幫助。

適合與之調和的精油

佛手柑、甘菊、快樂鼠尾草、天竺葵、茉莉、檸檬、桔、肉豆蔻、橙、廣藿香、松、百里香、迷迭香。

穗花
薰衣草
LAVENDER
SPIKE

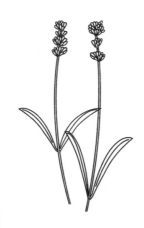

植物種類／萃取部位	灌木／開花的頂端
學 名	薰衣草屬 Lavandula spica Lavandula latifolia
科 名	唇形科 Labiatae
類 比 音 符	高音
主 宰 星 球	水星
萃 取 方 法	蒸餾

氣　　　味	與薰衣草相似，但比較澄清與新鮮。
外　　　觀	比真正薰衣草強壯高大些，花色灰藍，喜歡在海邊生長，其精油多產於西班牙、義大利和法國。
應用歷史與相關神話	有時候被叫做「雄性薰衣草」，因為其屬性較具侵略性。氣味給人的感覺較粗重，偏樟腦那一型，通常用來為廉價的食品增添香氣。也常被亮光漆工業所採用。它在西班牙以野火燎原之勢大量生長，工人常需工作好幾個小時，才能割完穗狀花序薰衣草再送去蒸餾。內戰以前，西班牙的人口主要分佈於鄉間，所以當時的人工非常廉價。然而自 1936 年起，西班牙的產量遞減，而由法國接手執生產之牛耳。有一度，穗狀花序薰衣草油曾被摻雜以鼠尾草油。它也被用在動物醫療方面，如清洗傷口等。

化 學 結 構	酮類──樟腦 氧化物──桉油醇 萜烴類──樟烯 醇類──龍腦、芫荽醇
屬　　　性	止痛、抗抑鬱、抗菌、抗病毒、解除鼻塞、殺蟲。
注 意 事 項	比較溫和的另一品種──薰衣草，有通經的作用，所以為安全起見，還是不要在懷孕期間使用。劑量太高時，會過度刺激中樞神經系統，引起心悸。
心 靈 療 效	它是腦脊髓的鎮靜劑，可幫助混沌的腦袋清醒。能穩定神經，但仍保持相當的敏銳度。
身 體 療 效	一、對呼吸道的一些問題，如支氣管炎、喉炎等特別有效，使呼吸和緩，頭部清爽，減輕鼻塞或黏膜發炎所引起的頭疼。強化免疫力，以迎戰病毒的攻擊。 二、止痛的屬性主要發揮於減輕肌肉和風濕酸痛。並可促進神經纖維的放鬆，人體受傷後的肌肉往往會呈現過冷或過熱的狀態，這時可藉它平衡的屬性予以調整。 三、能紓解昆蟲叮咬的疼痛不適。
皮 膚 療 效	可促進結疤，殺黴菌的屬性有益於治癬和香港腳。
適合與之調和 的 精 油	佛手柑、洋甘菊、天竺葵、癒創木、義大利永久花、茉莉、檸檬、甜橙。

檸　檬
LEMON

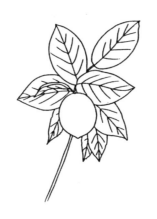

植物種類／萃取部位	水果／果皮
學　　　　　名	柑橘屬 Citrus limonum
科　　　　　名	芸香科 Rutaceae
類　比　音　符	高音
主　宰　星　球	太陽
萃　取　方　法	蒸餾

氣　　味
柑橘類的香氣，新鮮而強勁。

外　　觀
小而多刺的常綠樹，原產於印度，但現多種植於南歐、佛羅里達及加州。它有不規則的枝枒，發亮的橢圓形葉，花色為純白或粉紅，香氣強勁。檸檬的種類很多，不同之處在於外皮的厚薄及果汁的多寡，綠色未熟的果子可榨出較多的精油，以手壓榨出的精油較蒸餾出的品質優越。

應用歷史與相關神話
長久以來，檸檬在抗菌方面的功效一直很受重視，特別是用在病媒蚊蟲的叮咬，曾經被認為是治療瘧疾的良藥。它讓動脈硬化者血壓降低的效果也受到肯定。埃及人認為它是肉類和魚類食物中毒，及傷寒傳染病之解毒劑。

英文的檸檬一字源自阿拉伯文和波斯文，意指柑橘類水

檸檬

果。中世紀的聖戰期間，十字軍把豐富的寶藏帶回歐
洲，而檸檬也是其中之一。早期，義大利是重要的檸檬
產地，隨後加州也漸成檸檬的生產重鎮。其新鮮的果實
因富含維生素 C 而倍受重視，還曾被認為是內分泌腺的
補藥。用作食品和香水的調味劑也很受歡迎。

化學結構	醇類——芫荽油醇
	醛類——檸檬醛、香茅醛
	萜烴——檸檬烯、楊梅烯、樟烯、松油萜、水茴香萜
	倍半萜——杜松萜烯

屬　　性　抗酸、抗硬化、抗壞血、抗神經痛、抗風濕、抗搔癢、抗菌、收斂、殺菌、除胃腸脹氣、促進結疤、淨化、利尿、柔軟、治疣、退燒、止血、利肝、降低血糖、降低血壓、殺蟲、輕瀉、利胃、補身、驅蠕蟲。

注意事項　可能會刺激敏感皮膚。

心靈療效　感覺炎熱煩躁時，可帶來清新的感受，幫助澄清思緒。

身體療效　一、循環系統的絕佳補藥，使血流暢通，因而減輕靜脈曲張部位之壓力。是有效的強心劑，通常用於降低血壓。可恢復紅血球的活力，減輕貧血的現象；同時刺激白血球，進而活絡免疫系統，幫助身體抵抗傳染性的疾病。據說可止鼻血及一般性的外傷出

血。

二、檸檬抗菌的特性能減輕喉嚨痛、咳嗽、著涼和流行
性感冒,特別是有發燒現象時,檸檬能使體溫下
降。另外,能改善唇部疱疹情況。

三、促進消化系統的功能,抑制體內的酸性,使胃中的
鹼性增加。明顯促進胰島素的分泌,曾被用以治療
糖尿病。可解除肝腎的充血現象,對全身有清潔淨
化的功能。對便秘與蜂窩組織炎也頗有益。

四、據說可減輕頭痛、偏頭痛、痛風和關節炎。能安撫
蚊蟲叮咬的不適。

皮膚療效	藉著去除老死細胞使黯沈的膚色明亮,改善破裂的微血管,對油膩的髮膚有淨化的功效。用於去除雞眼、扁平疣和一般疣都很有效,也可以軟化結疤組織,預防指甲岔裂。
適合與之調和的精油	安息香、豆蔻、洋甘菊、尤加利、茴香、乳香、薑、杜松、薰衣草、菩提花、橙花、玫瑰、檀香、依蘭。

檸檬香茅

46

檸檬香茅
LEMON-
GRASS

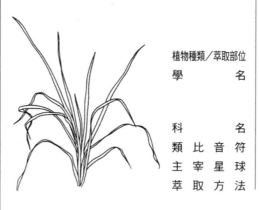

植物種類／萃取部位	草／葉
學　　　　名	香茅屬 Cymbopogon citratus Cymbopogon flexuosus
科　　　　名	禾本科 Gramineae
類 比 音 符	高音
主 宰 星 球	未知
萃 取 方 法	蒸餾

氣　　味	強勁，微甜，帶著檸檬香。
外　　觀	這種強烈但不失可愛的精油，萃取自兩種人工培育的新鮮嫩草，野生的品種在採集上花費太大。原產於印度，也生長於其它的熱帶地區，如巴西、西印度群島、絲里蘭卡和中國，只長到 91 公分的高度。
應用歷史與 相 關 神 話	在印度廣受喜愛，應用歷史已有數百年之久，當地名為 Choomana poolu，意指其紅色的莖幹。被認為可幫助退燒，改善傳染性的疾病，抑制腫瘤生長。 二次大戰前的主要供應者是印度，其後檸檬香茅的生產逐漸轉移至西印度群島，目前品質較好的精油也產自該地區。東印度的品種是 C. Flexuosus，西印度的品種是 C. Citratus，美國也出產品質優良的檸檬香茅精油。若曝露於空氣和光線下，會降低精油中的檸檬醛含量，而對化

粧品、香料、清潔劑、香皂來說，檸檬醛都是個很有價值的成分。

化 學 結 構	醇類——麝子油醇、牻牛兒醇、橙花醇 醛類——檸檬醛、香茅醛 萜烴——檸檬烯、楊梅烯
屬　　性	抗沮喪、抗菌、殺菌、祛腸胃脹氣、除臭、幫助消化、利尿、殺黴菌、催乳、殺昆蟲、預防疾病、激勵、補身。
注 意 事 項	一種比較刺激的精油，可能刺激敏感皮膚，最好使用低劑量。
心 靈 療 效	激勵、復甦、產生精力，對於筋疲力竭的狀態很有幫助，提振精神，重新出發。
身 體 療 效	一、能使恢復活力的作用，讓檸檬香茅成為身體的全方位補藥。它能刺激副交感神經，而副交感神經能幫助病體痊癒，促進腺體分泌以及激勵消化系統的肌肉。 二、可以打開胃口，並幫助結腸炎、消化不良以及腸胃炎。 三、強勁的抗菌能力能預防接觸性傳染疾病，對呼吸道的感染特別有用，例如喉嚨痛、喉炎與發燒。

檸檬香茅

四、對肌肉疼痛的功效絕佳，可減輕疼痛，使肌肉放鬆，因為它能消除乳酸、促進循環。它對肌肉的緊實效果能幫助因節食或缺乏運動而鬆垮的肌膚。在長時間站立之後，可紓解疲憊的雙腿。

五、它使身體重獲活力的作用，可減輕某些時差的不適症狀，讓頭腦清醒，消除疲勞。

六、有效驅蟲，使動物身上的跳蚤、害蟲遠離，而除臭功能可讓動物保持好氣味。另外，還能增進哺乳母親的乳汁分泌。

皮膚療效　調節皮膚，對毛孔粗大頗有效。清除粉刺和平衡油性膚質的功效卓著，對香港腳及其它黴菌感染也十分有益。

適合與之調和的精油　羅勒、雪松、芫荽、天竺葵、茉莉、薰衣草、橙花、綠花白千層、玫瑰草、迷迭香、茶樹、西洋蓍草。

47

萊　姆
LIME

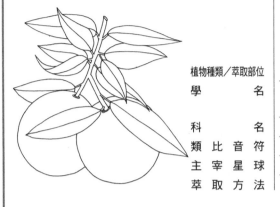

植物種類／萃取部位	果實／果皮
學　　　　名	柑橘屬 Citrus medica
科　　　　名	芸香科 Rutaceae
類 比 音 符	高音
主 宰 星 球	太陽
萃 取 方 法	壓榨及蒸餾

氣　　　味　相當強烈，既苦又甜。

外　　　觀　原產自亞洲，現在則栽種於許多溫暖的國家，如義大利，西印度群島和美洲國家。它的外表似檸檬，但顏色偏黃且形狀較圓。雖然萊姆的品種繁多，其直徑一般為5公分。壓榨所得的萊姆精油比檸檬精油淡很多，氣味顯然也比較甜。

應用歷史與
相 關 神 話　顯然是摩爾人把萊姆帶進歐洲，在 16 世紀時，又由西班牙與葡萄牙探險家帶到美洲，當時裝載萊姆的船隻被稱作「萊姆果汁機」，因為船員都靠萊姆來預防壞血病。這種病是由於營養不全所導致的虛弱狀態，萊姆從此便成為維生素 C 的良好來源。

現今的果汁和水果工業發源於 19 世紀的西印度群島，而萊姆精油一直被用以調理薑汁酒與可樂飲料。另外在香

151

水工業中，你也能找到甜萊姆油，它們的氣味聞起來像是佛手柑精油。

化 學 結 構	醇類——芫荽油醇、松油醇 醛類——枸櫞醛 酯類——芫荽酯 內酯類——香柑油內酯 萜烴類——檸檬烯、松油萜、檜烯、Terpinoline
屬　　性	抗壞血、抗菌、抗病毒、開胃、收斂、殺菌、消毒、退燒、止血、殺蟲、復健、養生。
注 意 事 項	使用後，曝曬在強烈日光下，可能導致皮膚對光敏感，也可能會刺激敏感皮膚。
心 靈 療 效	使人生氣蓬勃，特別在你感覺沒幹勁、焦慮和沮喪時，讓疲憊的心靈煥然一新。
身 體 療 效	一、伴隨著涼感冒、喉嚨疼痛和流行性感冒的發燒，都可藉萊姆精油降低體溫。紓解咳嗽、胸部鬱積、黏膜發炎以及鼻竇炎。是免疫系統的補品，降低感染病菌的機率，縮短病後的虛弱狀態，很快地重拾精力。 二、就如同大多數的柑橘類精油，萊姆可以刺激消化系統。可幫助厭食症患者，因為它能刺激消化液的分

泌，進而使胃口大開。

三、據說可以處理酒精中毒的一些症狀，也許是因為萊
　　姆具有淨化與復健的作用。有助於風溼性疼痛，此
　　作用十分聞名。

皮膚療效	萊姆收斂、調理與清新的功能，可淨化油膩的膚質，據說還能止住割傷與一般外傷的出血。
適合與之調和的精油	歐白芷、佛手柑、天竺葵、菩提花、薰衣草、橙花、肉豆蔻、玫瑰草、玫瑰、紫羅蘭、依蘭。

48

菩 提 花
LINDEN
BLOSSOM

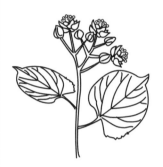

植物種類／萃取部位	樹／花
學　　　名	椴屬 Tilia europaea
科　　　名	椴樹科 Tiliaceae
類 比 音 符	低音
主 宰 星 球	木星或金星
萃 取 方 法	脂吸法

氣　　味　深沉的甜味，略帶香辛料的感覺，氣味頗持久。

外　　觀　歐洲菩提在英國及歐洲的林蔭大道上，是常見的景觀，據說它是另兩種菩提（Platyphyllos 及 Cordata）的混種。它能長到 30 公尺高，而它另一個廣為人知的名稱為「椴樹」。菩提暗灰色的樹幹上枝枒茂密，鋸齒葉緣的樹葉正面是墨綠色，反面卻呈淡綠色，垂吊的白花裏蘊含了大量的花蜜，往往吸引成群的蜜蜂。

應用歷史與
相 關 神 話　知道菩提能治癒癲癇和癱瘓的人，大概也都聽說過它和巫術的關聯。古代的日耳曼民族無視於菩提樹不吉利的暗喻，把它定為自己民族的象徵圖騰。羅馬人則稍為實際一些，他們用菩提樹內側的樹皮和肉類同煮，以避免肉類過鹹。

菩提花常和蛇麻草併用以誘發睡意，事實上，菩提花茶

在法國是一種很受歡迎的飲料，人們相信它可以改善失眠和消化不良的毛病。曾有一度，菩提木所製成的木炭被人們和水吞下，以中和胃中的毒物。此外，一般都相信菩提能夠抑制發汗，過去也曾用於惡化的傷口，以及有癌細胞生長的病人身上。

菩提的拉丁屬名 Tilia 可能是源自另一古字 Ptilon，意指「羽毛」，因為菩提樹葉其狀如羽。雕刻大師葛林，季本斯（Grinling Gibbons）偏好用菩提木來雕刻作品。可惜的是，天然的菩提花精油極難獲取，又因為商人已能成功地複製做商業生產，因此，天然的精油便不受重視。

化 學 結 構	醇類——麝子油醇
屬　　　性	抗痙攣、收斂、止咳、利腦、消除鼻塞、利尿、使皮膚柔軟、降低血壓、利神經、鎮靜、促進發汗、補身。
注 意 事 項	菩提花的氣味會使某些人頭暈目眩，它也可能引發某些敏感皮膚的過敏反應。
心 靈 療 效	讓人完全放鬆，能帶給你深睡熟眠。
身 體 療 效	一、神經系統的絕佳補品，有助於頭疼、偏頭痛、神經痛與暈眩。據說對神經緊張所引起的高血壓相當有效。可以淨化血液，因而能改善慢性的循環疾病，

如控制過高的膽固醇,顯然也有益於貧血。

二、可改善慢性的黏膜發炎問題,促進排汗退燒,又能改善夜裏盜汗。一般而言,對呼吸道方面的疾病有益,例如:流行性感冒、胸膜炎和支氣管炎。

三、菩提花能幫助你擺脫那種透不過氣來的窒悶感覺,讓氣體出入的管道流通,使呼吸順暢,改善咳嗽。

四、它利尿的作用有益於腎功能失調,能淨化任何黏液。對肝臟可發揮解毒和調理的作用,適用於肝炎。對胃部異常消化不良,乃至腹瀉均有效果。還可改善口腔潰瘍。

五、清除過多的尿素。有效治療風溼、痛風及坐骨神經痛。

六、可以明顯強化眼部肌肉,但絕不能直接用在這個部位。

皮膚療效	它安撫、軟化與緊實的功能,能使皺紋不易生成。菩提花另一項受人讚賞的作用,是處理皮膚上的瑕疵、雀斑與灼傷。它也能調理頭皮,刺激頭髮生長。
適合與之調和的精油	安息香、香茅、薑、葡萄柚、茉莉、薰衣草、橙花、玫瑰草、玫瑰、馬鞭草、紫羅蘭、依蘭。

山雞椒
LITSEA
CUBEBA

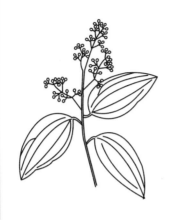

植物種類／萃取部位	樹／果
學　　　　名	木薑子屬 Litsea cubeba
科　　　　名	樟科 Lauraceae
類 比 音 符	高音
主 宰 星 球	未知
萃 取 方 法	蒸餾

氣　　味	甜甜的柑橘果香，又帶點花香的味道。
外　　觀	這種亞洲來的小樹有芳香的花和葉，所結的果實還帶著香味。產地在中國與馬來西亞，在當地被稱為「山胡椒」、「May Chang」（馬告），以及大家耳熟能詳的「山雞椒」。
應用歷史與相關神話	這種在東方十分著名的香料樹，直到近代才為西方世界所熟知。山雞椒狀似胡椒的果實在 50 年代首次被蒸餾出精油，此後，就成為檸檬香茅精油最大的競爭對手。這兩種精油中的檸檬醛含量幾乎完全相同，不過檸檬香茅的氣味較持久，油臭味也稍為重一點。 除了在中國菜裏被當作調味料以外，它還被用以治療癌症腫瘤，人們認為它有抑制癌細胞的能力。近年來，山雞椒則被廣泛用於製造肥皂、香水以及除臭劑。

山雞椒

化 學 結 構	醇類——牻牛兒醇、芫荽油醇
	醛類——檸檬醛、香茅醛
	酯類——芫荽酯
	氧化物——桉油醇
	倍半萜類——杜松萜烯
	萜烴類——檸檬烯、檜烯

屬　　性　抗抑鬱、抗菌、收斂、殺菌、袪脹氣、促進乳汁分泌、殺蟲、激勵、補身。

注 意 事 項　氣味十分強勁，所以使用的劑量要小心。

心 靈 療 效　非常振奮精神，可營造出一種陽光普照的精神感受。

身 體 療 效
一、可以激勵身體，使之重現活力，可算是心臟與呼吸系統的補品，對於能量低落的狀態特別有用。
二、據說可擴張氣管，有助於支氣管炎和氣喘。有些報告甚至指出，山雞椒有益於心臟方面的疾病。
三、能刺激消化作用，紓解脹氣和反胃的感覺，還可以開胃。
四、可以改善口腔的鵝口瘡，經證實還能處理哺乳困難的種種問題。

皮 膚 療 效　緊實和收斂的特性，可在油性皮膚和油性髮質上，發揮平衡的作用。

適合與之調和的精油	羅勒、天竺葵、癒創木、茉莉、薰衣草、橙花、甜橙、苦橙葉、玫瑰、迷迭香、花梨木、馬鞭草、依蘭。

桔

50

桔（橘）
MANDA-
RIN

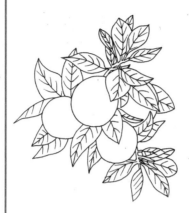

植物種類／萃取部位	樹／果皮
學　　　　名	柑橘屬 Citrus madurensis
科　　　　名	芸香科 Rutaceae
類 比 音 符	中～高音
主 宰 星 球	未知
萃 取 方 法	壓榨

氣　　味	細緻優雅的甜味，除了獨特的柑橘皮味之外，還帶了少許幽幽的花香。
外　　觀	這種多產的果樹喜愛炎熱潮溼的氣候，但是生在溫帶的桔樹卻能產出較多的精油，而且半熟的果實可以榨出最多的精油。生產桔油的地區包括了巴西、西班牙、義大利和加州。和桔同一植物根源的紅柑，氣味顯然較弱，或者應說紅柑的氣味較纖細。
應用歷史與 相 關 神 話	桔的英文名稱 Mandarin，指的也是一度統治中國的滿州人，此二者竟然在英語中同名，似乎頗令人不解。原來，這種柔軟的橙色水果，曾被獻給他們東方的主子以示尊敬，因此才有相同的名字。過去的兩百年內，桔在歐洲受歡迎的程度漸漸水漲船高，尤其是地中海沿岸一帶，其栽種範圍既大且廣。

桔油在美國的生產規模不斷擴大，在第二次世界大戰期間，曾一度停滯，因為戰時要從義大利進口水果，就是一大難事。戰後，巴西取代了義大利，成為輸美的出口大宗，不過據說，義大利桔油的氣味比較細緻，而品質也略勝一籌。不論在香水界或烹飪方面，桔油都有廣泛的運用。

化學結構	醇類——牻牛兒醇
	醛類——檸檬醛、香茅醛
	酯類——胺基苯甲酸甲酯
	萜烴類——檸檬烯

屬　　性	抗痙攣、利膽、促進細胞再生、利消化、柔軟皮膚、鎮靜、補身。

注意事項	可能具光毒性，所以最好不要在接受強烈日曬前使用。

心靈療效	它清新的氣味有提振精神的作用，常用於平撫沮喪與焦慮。

身體療效	一、消化系統的補品，能增進胃口，特別有益於病體初癒或沮喪所導致的食慾不振。有刺激肝臟、調節代謝的功能，以及促進膽汁分泌、加速脂肪分解的功能。另外，它還能安撫腸胃，幫助排氣。
	二、桔油是一種出了名的溫和精油，溫和到孕婦、兒童

161

桔

都可以安心使用（但劑量仍宜少量）。事實上，任何人只要感覺脆弱、身子虛，都適合選用桔油。桔油就像是能重新賦予活力一般，有精神為之一振的效果。

三、桔油因為有使人開懷的特性，有時也被拿來處理經前症候群，若與其他柑橘類的精油調在一起，也許能增強其效果。

皮膚療效	經常與橙花和薰衣草調和在一起，淡化妊娠紋和疤痕。
適合與之調和的精油	羅勒、佛手柑、黑胡椒、芫荽、洋甘菊、葡萄柚、薰衣草、檸檬、萊姆、馬鬱蘭、橙花、玫瑰草、苦橙葉、玫瑰。

51

馬 鬱 蘭
MARJO-
RAM

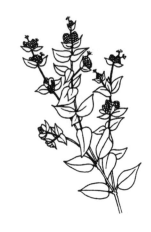

植物種類／萃取部位	藥草／開花頂端、葉
學　　　　名	牛至屬 Origanum marjorana
科　　　　名	唇形科 Labiatae
類 比 音 符	中音
主 宰 星 球	水星
萃 取 方 法	蒸餾

氣　　味	溫暖而具穿透力，稍帶香料味。
外　　觀	馬鬱蘭有許多不同的品種，最為人熟知的是一種 25 公分高的小型植物，長有小小的橢圓型葉，開白色或粉紅色的花朵。甜馬鬱蘭源自利比亞、埃及、和地中海地區，但大部分的馬鬱蘭精油產自法國。西班牙的野馬鬱蘭（Thymus mastichina）其品質明顯較差。
應用歷史與相關神話	在古希臘，它是一種非常受歡迎的常用藥草植物。他們用它來治痙攣，與組織內過多體液的狀態，認為它是極有價值的解毒劑，還可幫助消化。希臘文裏的 orosganos 意指「山巒之喜樂」，這個名稱似乎非常貼切，因為人們常贈予新婚夫婦馬鬱蘭以預祝他們幸福。它也被種在墳地，使死者安息。 在拉丁文裏，馬鬱蘭的字首 Marjor 意指「偉大」，據說

馬鬱蘭

它能使人延年益壽。

在史都華的時代，人們佩戴含馬鬱蘭的花飾以掩蓋不雅的氣味。芳香水、鼻烟壺，甚至晚近的義大利脆餅Pizza中，都有馬鬱蘭的蹤影。

化學結構	醇類──龍腦、松油醇 酮類──樟腦 倍半萜──丁香油烴 萜烴──松油萜、檜烯、松油烴
屬　　性	止痛、抑制性慾、抗菌、抗痙攣、袪腸胃脹氣、有益頭部、刺激心臟、利消化、通經、化痰、降低血壓、輕瀉劑、利神經、促進康復、鎮靜、補身、治創傷。
注意事項	使用時間過長可能導致精神狀態遲緩，最好避免在懷孕期間使用。
心靈療效	對神經系統有安撫效果，紓緩焦慮、壓力、甚至深層的心理創傷。能強化心靈，幫助人面對現實。在憂傷寂寞時，能給人安慰，因為它有溫暖情緒的作用。對過度活躍的人們來說，是非常優越的鎮靜劑。
身體療效	一、這是一種非常實用的精油，能以不同的方式為人們帶來良好的健康狀況。處理疼痛的肌肉特別有效，尤其是消化問題和月經異常引起的下背部疼痛。

二、能幫助風溼痛與腫大的關節，特別是感覺冰涼和僵硬的疼痛，因為它能影響血液循環。亦能擴張動脈與微血管，讓血流暢通，使人感到溫暖愉悅，很適合做運動後的活絡油。

三、是心臟的補藥，能降低高血壓。它的放鬆效果有助於改善頭痛、偏頭痛和失眠。

四、安撫消化系統的效果相當聞名，有益於胃痙攣、消化不良、便祕、脹氣，還能幫助身體排除毒素，以及預防暈車、暈船。

五、似乎有益於胸腔的傳染病及感冒、鼻竇炎、支氣管炎與氣喘。在感冒時，能消除頭腦的窒塞感。

六、能夠調節月經週期，減輕經痛。它抑制性慾的作用也十分著名。

皮 膚 療 效	消除淤血的作用極富價值，它能消除淤血，是因為擴張微血管後血液較易流通。
適合與之調和的精油	佛手柑、雪松、洋甘菊、絲柏、薰衣草、桔、橙、肉豆蔻、迷迭香、花梨木、依蘭。

52

香蜂草
MELISSA

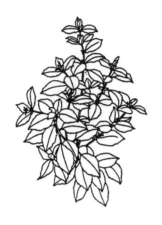

植物種類／萃取部位	藥草／葉與花
學　　　　名	滇荊芥屬 Melissa officinalis
科　　　　名	唇形科 Labiatae
類 比 音 符	中音
主 宰 星 球	木星
萃 取 方 法	蒸餾

氣　　味　甜似檸檬，還帶點花香。

外　　觀　這種地中海植物的精油，以法國為最大產地。香蜂草喜愛含鐵豐富的土壤，或許這可解釋其效果卓越的抗貧血作用。高度約 60 公分，長著毛茸茸的小巧葉片，略皺，葉緣為鋸齒狀。它黃色的花很能吸引蜜蜂，而香蜂草的原文 Melissa，正是希臘文的「蜜蜂」。

應用歷史與
相關神話　當邱比特的母親瑞亞躲著他父親克羅納斯時，蜜蜂便以蜂蜜餵食邱比特。據說由香蜂草釀成的蜂蜜特別可口，甜美如神飲的瓊漿玉液一般。一位著名的瑞士醫生帕拉切爾蘇斯（Paracelsus）管香蜂草叫「生命的萬靈丹」，毫無疑問是由於它有安定心臟的作用。香蜂草以回春的特性聞名，另外也有「萬靈藥」的名聲。這種植物應用在醫療上的時間頗為久遠，在中東，它也是常用的心臟

刺激劑。

香蜂草另一個廣為人知的名字是「檸檬香脂」，它是 bal-sam 及希伯來文 Bal-Smin（意指油中之首）的縮寫。它被羅馬人引進英國，從古至今都是很受歡迎的藥草。14世紀時，法國聖衣會的修女調製了一種調理藥水，其中便含有香蜂草。

在依莉莎白女王時代，香蜂草的葉子被拿來釀酒，稍後，又被用以磨亮傢俱。香蜂草常有摻偽的情況，真正的香蜂草精油相當昂貴。法國人有時會叫它 Citronelle。

化學結構	酸類——香茅酸 醇類——香茅醇、牻牛兒醇、芫荽油醇 醛類——檸檬醛、香茅醛 酯類——牻牛兒酯 倍半萜——丁香油烴
屬　性	預防過敏、抗沮喪、抗痙攣、祛腸胃脹氣、激勵心臟、利消化、退燒、降低血壓、利神經、鎮靜、利胃、促發汗、補身、利子宮。
注意事項	因為它能規律經期，所以避免在懷孕期間使用。也可能刺激敏感皮膚。
心靈療效	能安撫並提振敏感的心理狀態，據說能除去胸中鬱悶。在震驚、恐慌和歇斯底里時，可以安撫情緒。幫助人們

面對失落，在心中種下積極的未來觀。

身體療效　一、香蜂草精油的安撫作用是循環系統的調節劑，可降低高血壓，使心跳平和。一般而言是心臟良好的補藥，痙攣、疲憊時很有幫助。

二、似乎與女性的生殖系統有很密切的關係，可使經期規律，紓緩經痛，讓身體放鬆。它調節子宮的作用，有助於某些不易受孕的症狀。

三、能促進胃部的消化功能，包括反胃、脹氣、嘔吐、消化不良和痢疾。

四、有益於感冒症狀，似可退燒，及改善伴隨感冒而來的頭痛和偏頭痛。

五、可有效驅蟲，並減輕蚊蟲叮咬的癢痛。它控制過敏的作用，顯然能幫助氣喘患者、安撫急促的呼吸。

皮膚療效　快速止住傷口流血，抑制黴菌感染與溼疹也頗有效果。據說可潔淨油膩的髮質，並預防落髮。

適合與之調和的精油　羅勒、月桂、洋甘菊、乳香、天竺葵、薑、癒創木、茉莉、杜松、薰衣草、馬鬱蘭、橙花、玫瑰、迷迭香、紫羅蘭、依蘭。

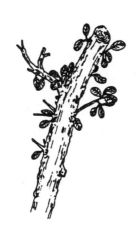

53

沒　藥
MYRRH

植物種類／萃取部位	灌木叢／枝枒
學　　　名	沒藥屬 Commiphora myrrha
科　　　名	橄欖科 Burseraceae
類 比 音 符	低音
主 宰 星 球	太陽
萃 取 方 法	蒸餾

氣　　味　煙味，呈樹脂狀，略帶麝香。

外　　觀　這種著名的灌木有許多不同品種，一般可長到 2.74 公尺
高，原產於北非、亞洲及索瑪利亞，其精油則多得自中
東。

在它灰色的樹皮上劃個刀口，便會流出黃白色的樹脂，
樹脂乾涸後，則變成棕紅的硬塊，精油便是從這些硬塊
中蒸餾而得。

有些山羊愛嚼沒藥美味的葉子，因此牠們的鬍子也常會
沾上樹脂的香氣。

應用歷史與
相 關 神 話　古代的人們使用沒藥之廣泛，正是它大受歡迎的證明。
埃及人會在每天正午焚燒沒藥，這是他們太陽儀式中的
一部分，他們還把沒藥、芫荽及蜂蜜調在油膏中治疱
疹。事實上，它在醫療方面的用途極廣。沒藥甚至能做

沒
藥

出最好的木乃伊；保養品，特別是面膜的成份中也常可
發現它。

舊約以斯帖記提到沒藥被用來給女士淨身。而在創世紀
裏，當約瑟被他哥哥賣給以實瑪利人的篷車時，他們的
駱駝便馱著香料、乳香和沒藥要運到埃及去。希臘兵士
都會隨身攜帶一小瓶沒藥上戰場，因為沒藥抗菌抗炎的
特性能讓他們的傷口止血。

小耶穌誕生時，便收到沒藥做禮物（馬太福音第 2 章，
11 節），被釘上十字架時，信徒也將沒藥混著酒遞給耶
穌以止痛消毒（馬可福音 15 章，23 節）。

化學結構	酸類——沒藥酸 醛類——肉桂醛、小茴香醛 酚類——丁香酚 倍半萜——杜松萜烯 萜烴——松油萜、苦艾萜、沒藥萜、檸檬烯
屬　　性	抗菌、抗微生物、抗炎、收斂、具香膠特質、除臭、祛腸胃脹氣、消毒、利尿、通經、化痰、殺黴菌、激勵、利胃、催汗、補身、利子宮、治創傷。
注意事項	是通經藥，避免在懷孕期間使用。
心靈療效	似乎能提振虛弱不振的精神，也能讓熾烈的情緒冷靜下來。

身體療效	一、肺中有過多黏液時最適合用沒藥，因為它有特別的「乾化」作用。它對一般的肺部問題有很好的效果，可清肺，並治療支氣管炎、感冒、喉嚨痛、黏膜發炎、咽喉炎及咳嗽。也能治療腺體的發燒現象，這是由病毒引起而伴隨著喉嚨痛的一種病症。 二、對所有的口腔問題和牙齦異常均有絕佳的功效，能為口腔潰瘍、膿漏、牙齦發炎、海綿狀牙齦提供最好的治療。也能改善胃部異常發酵而引發的口臭。是胃部的補藥，能激勵胃口，可止瀉、疏通脹氣、減輕胃酸與痔瘡的病情。 三、對婦科問題有極大助益，可處理經血過少、白帶、念珠菌感染、及子宮的諸病症。 四、能刺激白血球，活化免疫系統。它能直接抵抗微生物，使病體快速康復。
皮膚療效	防止組織退化很有效果，尤其是有傷口壞疽的情況。它清涼的功能可幫助癤、皮膚潰瘍與瘡，還能改善流湯的傷口及龜裂的皮膚。有效對抗流湯的溼疹及香港腳。
適合與之調和的精油	安息香、丁香、乳香、白松香、薰衣草、廣藿香、檀香。

香桃木

54
香桃木
MYRTLE

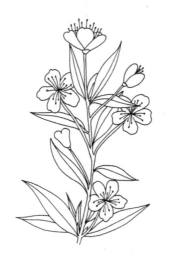

植物種類／萃取部位	灌木／葉
學　　　　名	桃金孃屬 Myrtus communis
科　　　　名	桃金孃科 Myrtaceae
類 比 音 符	中音
主 宰 星 球	金星或水星
萃 取 方 法	蒸餾

氣　　味　新鮮、略甜、帶穿透力。

外　　觀　從前，香桃木是野生於北非和伊朗的一種灌木，現在則普遍被栽植於地中海沿岸，與迷迭香共同構成該地區的景觀特色。這種小小的常綠樹葉片帶油亮的藍綠色，開白花，結黑色漿果。科西嘉的香桃木精油曾被認為是極品，目前主要產地在摩洛哥、奧地利及突尼西亞。

應用歷史與相關神話　埃及人用香桃木來紓緩顏面抽搐，羅馬人認為它是治呼吸道及泌尿問題的萬靈丹，多愁善感的希臘人則視它為愛與不朽的象徵。它催情的名聲始終很響亮，也常被用以調製愛的瓊漿。

希臘神話中有一則故事，提到忒修斯的妻子費德拉在香桃木樹下愛上希波呂托斯。它是香水及香料酒的成分之一。在奧林匹克競賽中的優勝者，常被冠以香桃木葉子

編成的頭環。

它在聖經中時常與和平一起出現，如尼希米記第 8 章第 15 節，及撒迦利亞書第 1 章之 8 和 11 節。

香桃木常被用於新娘捧花及頭飾中，乾燥後還可做成嬰兒的爽身粉。16 世紀時，香桃木被認為是對抗皮膚癌的良藥，它也是「天使之水」（一種化粧水）的成分之一。

化學結構	醇類——牻牛兒醇、芫荽油醇、桃金孃烯醇、橙花醇 醛類——香桃木醛 氧化物——桉油醇 萜烴——樟烯、苦艾萜、松油萜
屬　　性	抗菌、收斂、殺菌、袪腸胃脹氣、化痰、殺寄生蟲。
注意事項	使用過久可能會刺激黏膜組織。
心靈療效	可安撫憤怒的情緒。
身體療效	一、有顯著的淨化功效，對肺部異常十分有用，尤其是夜裏伴隨盜汗症狀時，它也能帶來安穩的睡眠。晚間適合用香桃木，其作用與尤加利相似，但不像尤加利具有刺激的性質。香桃木和尤加利一樣能抵抗潮溼、改善支氣管黏膜發炎和鼻竇炎，抑制感染相當有效。

二、能調節生殖泌尿系統，減輕痔瘡、腹瀉和痢疾的困擾。除此以外，它抗菌的屬性還能改善膀胱炎和尿道炎。

三、可以減少白帶，紓解骨盆充血的疼痛，而且是子宮極佳的補藥。

四、驅逐體外寄生蟲的效果良好。

皮膚療效 它具有抗菌和收斂的特性，能淨化阻塞的皮膚進而消除粉刺和不潔的突起物，也能驅散淤血，並改善乾癬落屑的外觀。

適合與之調和的精油 佛手柑、豆蔻、芫荽、蒔蘿、薰衣草、檸檬、檸檬香茅、花梨木、迷迭香、綠薄荷、百里香、茶樹。

55

橙 花
NEROLI

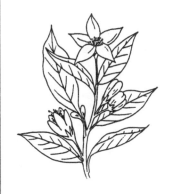

植物種類／萃取部位	橙樹／花瓣
學　　　名	柑橘屬
	Citrus aurantium
	Citrus vulgaris
科　　　名	芸香科 Rutaceae
類 比 音 符	低～中音
主 宰 星 球	太陽
萃 取 方 法	脂吸法或蒸餾

氣　　味	芬芳的花香，縈繞不去。
外　　觀	橙樹原產於中國，但橙花精油大多產自法國、摩洛哥、葡萄牙和義大利。據說，最好的橙花油來自塞維爾苦橙（C. vulgaris）的白色花瓣，甜橙（C. aurantium）的橙花油則以「葡萄牙的橙花」聞名。某些橙花油是從檸檬與桔的花瓣萃取而得。
應用歷史與相關神話	橙花之名據說源自一位義大利的公主安瑪麗，她是尼羅利的郡主，而尼羅利即為橙花精油之英文名稱。這位公主拿橙花精油當香水用，並用來薰香手套和泡澡用水。橙花的花瓣長久以來都在婚禮中使用，象徵純真以及愛情永固。 在中國，橙花的花瓣廣泛被用以製造保養品，稍晚的維多利亞時代，橙花成為古龍水的成分之一，這種古龍水

橙花

專供勒緊腰部的淑女們在感覺暈眩時使用。在許多的東歐菜餚中，橙花水也是烹調的必備品。橙花是非常昂貴的精油，因為它需要大量的花朵，卻只能萃取出極少量的精油。橙花水常用於護膚保養品中，它也是古龍水的成分之一。

化 學 結 構	酸類——酚乙酸 醇類——橙花醇、牻牛兒醇、芫荽油醇、苦橙花醇、松油醇 酯類——芫荽酯、胺基苯甲酸甲酯、橙花酯 酮類——素馨酮 萜烴——樟烯、檸檬烯 氮化合物——吲朵
屬　　性	抗沮喪、抗菌、抗痙攣、催情、殺菌、祛腸胃脹氣、使興奮、增進細胞活力，除臭、幫助消化、柔軟皮膚、鎮定、補身。
注 意 事 項	使人放鬆，但需要頭腦清晰、集中注意力時不宜使用。
心 靈 療 效	催眠，使人精神愉快，可減輕長期的焦慮、沮喪和壓力。情緒起伏、歇斯底里和受到驚嚇時，橙花能提供安撫作用，帶來祥和的感受。
身 體 療 效	一、橙花精油有鎮定副交感神經的作用，是治療失眠的

好處方,尤其是在沮喪不得成眠的情況下。還可改善神經痛、頭痛和眩暈。另外,還能止住接連不斷的呵欠。

二、鎮撫焦躁狀態的功能有助於性方面的問題,同時也是有效的催情劑。它也能幫助克服沮喪的情緒,如經前症候群及更年期的心理問題等。

三、具有抗痙攣的特性,可安撫腸胃,對結腸炎和腹瀉也有效果。

四、能鎮定心悸、清血、促進循環。整體而言,是一種非常好的補品。

皮 膚 療 效	因有增強細胞活動力的特性,能幫助細胞再生,增加皮膚彈性。適合乾性、敏感及成熟型肌膚,對於其他的皮膚問題也都有幫助,特別是螺旋狀的靜脈曲張、疤痕及妊娠紋。在照 X 光時,亦可用來保護皮膚。
適合與之調和的精油	安息香、佛手柑、芫荽、天竺葵、茉莉、薰衣草、檸檬、萊姆、橙、玫瑰草、苦橙、玫瑰、迷迭香、檀香、依蘭。

56

綠花
白千層
NIAOULI

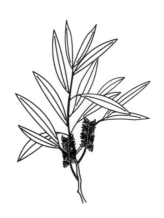

植物種類／萃取部位	樹／葉及嫩芽
學　　　　名	白千層屬 Melaleuca viridiflora
科　　　　名	桃金孃科 Myrtaceae
類 比 音 符	高音
主 宰 星 球	未知
萃 取 方 法	蒸餾

氣　　味　略甜、清澈，有穿透力。

外　　觀　綠花白千層是一種大量野生於澳洲的大樹，它像灌木的葉片與黃色的花朵是新喀里多尼亞島上常見的景觀。新喀里多尼亞是南海上的一個島嶼，綠花白千層的蒸餾作業經常在此進行。當地的空氣清新，從無瘧疾的蹤跡，這全是綠花白千層的功勞，因為飄落的樹葉覆蓋地面，其作用宛如強勁的消毒劑。

應用歷史與　強力的抗菌功效也許是綠花白千層長久以來為人所用的
相 關 神 話　緣故。雖然它對許多日常病症都頗有療效，但它在中東一帶卻被當地人們當作是平常的飲料。有時綠花白千層會被稱為 Gemenol，這是一個法語的名稱，它的植物學名是在 1788 年庫克船長的澳洲之旅中所命名的。

在法國，醫院將綠花白千層用於產科病房，因為它有強

勁的抗菌功效。綠花白千層也被拿來和白千層、尤加利交替使用，以治療感冒、風溼痛和神經痛，它也是許多藥劑中常用的成份，如口腔噴劑、牙膏等等。

化 學 結 構	酸類——纈草酸 醇類——松油醇 氧化物——桉油醇 萜烴類——檸檬烯、松油萜
屬　　　性	止痛、抗風溼、抗菌、具治癒力、殺菌、促進傷口結痂、消解鼻塞、退燒、殺蟲、激勵、驅蠕蟲、治創傷。
注 意 事 項	未知。
心 靈 療 效	激勵、復甦，使頭腦清醒，注意力集中。
身 體 療 效	一、刺激組織，促進局部的血液循環，加強白血球與抗體的活動力，協助身體抵抗感染。疾病初期，最適合選用綠花白千層增強抵抗力。事實上，任何虛弱狀態下綠花白千層都能派上用場。對於愛滋病患，綠花白千層雖不能提供治癒的療效，但仍可以增強免疫系統功能。當然，這必須由合格的醫事人員從旁協助使用。 二、對於呼吸系統有決定性的影響，可改善胸腔的傳染病、支氣管炎、肺結核、流行性感冒、肺炎、百日

咳、氣喘、鼻竇炎、黏膜炎以及喉炎等。

三、可調節腸的功能，能有效對抗腸炎、痢疾、腸內寄生蟲，甚至可處理泌尿系統感染疾病。它止痛的屬性似乎對風溼痛及神經痛十分有益。

皮 膚 療 效	緊實組織，促進疾病痊癒，可處理面皰、粉刺、癤、潰瘍、灼傷與割傷。或可用來清洗受細菌感染的傷口。
適合與之調和 的 精 油	芫荽、茴香、白松香、杜松、薰衣草、檸檬、萊姆、香桃木、甜橙、松、薄荷、迷迭香。

肉豆蔻
NUTMEG

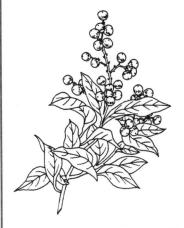

植物種類／萃取部位	樹／果子
學　　　　名	肉豆蔻屬 Myristica fragrans
科　　　　名	肉豆蔻科 Myristicaceae
類 比 音 符	高音
主 宰 星 球	木星
萃 取 方 法	蒸餾

氣　味	強烈的香辛料味，有點像麝香，令人感覺溫暖。

外　觀	肉豆蔻強烈的氣味灑遍了熱帶地區，它們生長在強壯的常綠樹上，樹高可達 13.7 公尺，一株雄樹可授花粉給 20 株雌樹。雖然原產於摩鹿加島，它的蹤跡也出現在 Penang、爪哇、西印度群島與絲里蘭卡。 肉豆蔻長得像個小桃子，大小不一，連形狀和品質的差距也很大。肉豆蔻精油得自其種子的核仁，果實的外殼則可產出另一種精油－Mace（肉豆蔻乾皮精油），這種精油很不容易取得。

應用歷史與 相 關 神 話	肉豆蔻的使用歷史比肉豆蔻乾皮短，不少古文明對肉豆蔻乾皮都十分看重。印度人用肉豆蔻處理腸的問題，埃及人則用它來防腐屍體。它還被做成一種義大利焚香以防禦瘟疫，這種焚香中尚含有月桂、丁香、杜松、沒

藥、香桃木和玫瑰。中世紀時，它是治痔的有名處方，人們將它磨碎後調和豬油，拿來當藥膏使用。當時，它也被視為強胃的藥品。

1605 年之前的香料貿易由葡萄牙人所獨占，之後則由荷蘭人接管，但在他們已相當接近摩鹿加島時，卻換了艘船而離開了。直到 1768 年，肉豆蔻才被引進其他國家，用來做食物的調味料、飲料的成分、及牙科方面的製品。香水及髮乳中也含有肉豆蔻。

化學結構	醇類——龍腦，牻牛兒醇、芫菜油醇、松油醇 酚類——丁香酚、肉豆蔻油醚、黃樟腦 萜烴——樟烯、苦艾萜、松油萜
屬　　性	止痛、抗痙攣、止吐、抗菌、催情、利心臟、袪腸胃脹氣、通經、輕瀉劑、利分娩、激勵、利胃、補身。
注意事項	這種精油效力頗強，使用上要小心，長期使用可能會過度刺激運動神經（第三對腦神經），導致心神不寧。最嚴重的情形，會引起譫妄、抽搐，甚至可能變得麻木，也有可能過度刺激心臟和皮膚。避免在懷孕期間使用。
心靈療效	讓心靈產生活力，也能讓昏厥的感覺消散，回復清醒。
身體療效	一、最主要的功效在消化系統方面，特別有助於分解脂肪類與澱粉類食物，並促進食慾。也能改善脹氣、

反胃、週期性的嘔吐、口臭及腹瀉。能有效預防便
祕,是腸的抗菌劑,據說還能消解膽結石。

二、是生殖系統的補藥,因為它的性質與雌激素十分相
似,可調節過少的經血,紓緩經痛。對性方面的障
礙,亦很有幫助,因為它有催情的作用。另外,它
能強化肌肉收縮的力量,所以對生產極有助益。

三、屬於暖性的精油,拿來按摩可改善肌肉疼痛、風溼
痛、特別是長年的箇疾。據說,也能減輕神經痛的
遽烈痛楚。

四、非常刺激的油,可賦予心臟活力,促進血液循環。

皮 膚 療 效	對毛髮有益。
適 合 與 之 調 和 的 精 油	黑胡椒、肉桂、丁香、芫荽、絲柏、乳香、白松香、檸檬、萊姆、香蜂草、橙、廣藿香、迷迭香、茶樹。

橙

58

橙
ORANGE

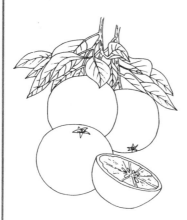

植物種類／萃取部位	水果／果皮
學　　　　名	柑橘屬 *Citrus vulgaris* 橙花 *Citrus aurantium* 苦橙 *Citrus sinesis* 甜橙
科　　　　名	芸香科 Rutaceae
類 比 音 符	高音
主 宰 星 球	太陽
萃 取 方 法	壓榨

氣　　味
清新強烈的柑橘香。

外　　觀
一棵橙樹可萃取出三種不同的精油，令人愉悅的橙精油來自果皮，可愛的白花可蒸餾出橙花精油，誘人的苦橙則來自其葉片。橙樹原產於中國和印度，17 世紀時被帶到歐洲，現在它繁茂地生長於地中海地區、以色列和美國。其精油有的來自甜橙，也有來自苦橙的。

應用歷史與相關神話
長久以來被視為純真與富饒的象徵。它是特洛伊戰爭裏的一個關鍵，在一項選美賽中，帕里斯頒送「金蘋果」給維納斯做獎品，據說這只所謂的金蘋果，事實上便是一顆橙。之後，維納斯把絕世美女海倫投桃報李給帕里斯，只是維納斯忘了提醒帕里斯，海倫已是有夫之婦，於是引發了著名的特洛伊戰爭。
橙 Orange 的字根，源自阿拉伯文，一般相信是十字軍把

它帶回歐洲的。英國人在 16 世紀時認識了它，它跟著早期的傳教士坐船到加州，而目前橙精油在當地已成為一個重要的工業資產。西印度群島的居民用它的皮做成一種名叫 Curacao 的飲料，它也是做果醬的好材料。香水業及食品業都用得上橙精油。

化 學 結 構	醇類——橙花醇 醛類——檸檬醛 萜烴——檸檬烯 酯類——胺基苯甲酸甲酯
屬 　 性	抗沮喪、抗菌、抗痙攣、袪腸胃脹氣、利消化、退燒、鎮靜、利胃、補身。
注 意 事 項	長期使用或高劑量使用都可能刺激敏感皮膚，或許也會引起光毒反應。
心 靈 療 效	在陰鬱的思緒中灑下一片陽光，驅離緊張和壓力，鼓舞積極的態度。感覺無聊和缺乏活力時，可使人恢復生氣。
身 體 療 效	一、對於緊張狀態下的胃特別具安撫作用，能鎮靜所謂的蝴蝶效應，也能改善身體的小病痛，例如腹瀉、便祕等。 二、能夠刺激膽汁分泌，幫助消化脂肪，使胃口大開，

橙

因此節食時要小心使用。

三、能幫助身體吸收維生素 C，藉此抵抗病毒感染，對感冒、支氣管炎、發燒的狀態均有助益。

四、幫助膠原形成，對身體組織的生長與修復有決定性的影響，再加上它有使人放鬆的屬性，所以能有效紓解肌肉疼痛，重造健康的骨骼。改善焦慮導致的失眠，及血中過高的膽固醇。

皮膚療效	它能促進發汗，因而可幫助阻塞的皮膚排出毒素。同時，能有效改善乾燥皮膚、皺紋及溼疹，是一種相當優異的護膚油。
適合與之調和的精油	肉桂、芫荽、丁香、絲柏、乳香、天竺葵、茉莉、杜松、薰衣草、橙花、肉豆蔻、苦橙、玫瑰、花梨木。

野馬鬱蘭
ORIGA-
NUM

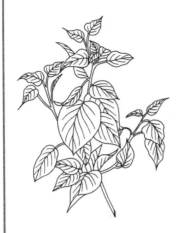

植物種類／萃取部位	藥草／開花的頂端及葉
學　　　　名	牛至屬 Origanum vulgare
科　　　　名	唇形科 Labiatae
類 比 音 符	中音
主 宰 星 球	水星
萃 取 方 法	蒸餾

氣　　味	藥草味、木質香，又略帶香料感。
外　　觀	野馬鬱蘭的原名是墨角倫草，原產於地中海地區，現在遍生於歐洲、美國及亞洲。有毛茸茸且堅硬的莖部，紫色或粉紅色的花朵，橢圓的葉子，只有 90 公分高。屬性類似馬鬱蘭，但毒性較強，因為成分中含有百里酚。
應用歷史與 相 關 神 話	埃及人喜歡用野馬鬱蘭泡澡，希臘人則把它應用在比較嚴肅或神聖的場合，他們將馬鬱蘭種在墓地，希望能幫助死者安息。但同時，它也被用在烹調和醫療方面，人們認為它能有效改善肺結核。 亞里斯多德說，烏龜吞了蛇以後會找野馬鬱蘭來吃，這確實是相當有益的方法。在波斯，星相家會釀製野馬鬱蘭的香液，做為抵抗相剋星座的護身符。很少有藥草不被用來入春藥，野馬鬱蘭也不例外；然而，13 世紀時的

野馬鬱蘭

修道院中也都栽種野馬鬱蘭，不過我們推想僧侶們是看重野馬鬱蘭在胸腔病症的療效，而不是著眼於它撩起性慾的作用。

化學結構	酚類——香旱芹酚、百里香酚 萜烯——蒔蘿烯、松油萜
屬　　性	止痛、抗風溼，抗痙攣、抗菌、開胃、鎮咳、祛腸胃脹氣、消毒、通經、化痰、利肝、輕瀉劑、殺寄生蟲、使皮膚發紅、利脾、激勵、利胃、促發汗、補身、治創傷。
注意事項	非常強勁的精油，可能刺激黏膜組織，最好不要在懷孕期間使用，有些人主張根本就不要使用。
心靈療效	能調節與刺激神經，瓦涅醫生說它有助於心理或想像的疾病，自然也有益於精神病患。
身體療效	一、主要的作用似乎是在消化系統方面，能安撫胃部、肝和脾。也可算是一般性的淨化劑與調節劑，因為它可以安撫神經性的胃部異常與腸的痙攣，也能抑制酸度、脹氣，並能開胃，改善吞氣症。 二、有益於呼吸系統，如感冒、支氣管炎、黏膜發炎。可能也可改善氣喘及百日咳。它激勵的作用能使感官知覺復甦，事實上，卡爾培波一直強調它能減輕

　　耳聾的程度、耳內的疼痛、噪音、以及牙痛。對偏
　　頭痛及臉部抽搐也有一些效果。

三、野馬鬱蘭溫暖與止痛的特性，有助於痙攣性經痛、
　　風溼痛與一般性的肌肉疼痛，為患者帶來舒適感。

四、藉催汗的作用排除組織內的水分滯留，功效卓著。
　　或許也能促進排尿。

皮膚療效	用在受感染的切割傷口，反應不錯。治療皮膚上的蝨子，也有顯著的效果。
適合與之調和的精油	歐白芷、羅勒、茴香、天竺葵、檸檬香茅、香桃木、松、百里香、迷迭香。

玫瑰草
PALMA-
ROSA

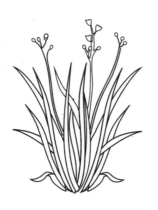

植物種類／萃取部位	草／葉
學　　　　名	香茅屬 Cymbopogon martini
科　　　　名	禾本科 Gramineae
類　比　音　符	高音
主　宰　星　球	未知
萃　取　方　法	蒸餾

氣　　味	甜甜的花香，略帶乾草味，並隱隱散發出玫瑰的氣息。
外　　觀	這種大量生長的野草，在開花前就被收割下來以蒸餾精油。玫瑰草在砍下後約一星期左右便會完全乾燥，此時所蒸餾出的精油產量最高。它原生於印度，幾世紀以來，一直由技術高超的工匠蒸餾精油。科摩羅島與馬達加斯加也出產玫瑰草精油。 玫瑰草有兩個品種：摩提亞（Motia）和蘇菲亞（Sofia）。它們的生長環境與緯度均不相同，摩堤亞的玫瑰草不論是精油品質和氣味都比蘇菲亞略勝一籌。
應用歷史與相關神話	玫瑰草又叫印度天竺葵或羅莎，常被用以攙入較昂貴的玫瑰精油。蘇菲亞的玫瑰草油有時會被稱為薑草油，其牻牛兒醇的含量較低。偶爾，蘇菲亞的玫瑰草油也會被攙在較佳的摩堤亞玫瑰草油中，當地的商人能靠以瓶擊

掌來評定油的好壞。如果經過搖晃後，油中的氣泡升至表面接著便迅速消失，這瓶油就是正常（未經攙假）的油。孟買的出口商則用簡單的可溶性測試來評定油的好壞。

西塞爾也產玫瑰草，其氣味較輕柔。爪哇產的玫瑰草油則帶了水果香。大部分的玫瑰草油出口至歐美和日本，用以製造肥皂、化粧品、香水，甚至被加入煙草中以增添風味。

化學結構	醇類——牦牛兒醇、香茅醇、麝子油醇 醛類——香茅醛、檸檬醛 酯類——牦牛兒酯 萜烴類——苦艾萜、檸檬烯
屬　　性	抗菌、抗病毒、殺菌、促進細胞再生，退燒。
注意事項	未知。
心靈療效	對情緒有安撫作用，但同時也有提振的效果。據說還能使人六根清靜、耳目一新。
身體療效	一、對體溫過高頗有助益，因為玫瑰草可發揮降溫的作用。這個功能提高了它抗病毒的作用，因為細菌在低溫下較無活動力。 二、玫瑰草也是消化系統的補藥，對寄居腸內的微生物

玫瑰草

或病原體有抑制的功能，在罹患痢疾時可派上用場。另外，它也能強化胃壁的肌肉。刺激胃口的作用有助於神經性厭食症患者，而且會給情緒帶來正面的影響。

三、依據顧恩德（Guenther）的「精油」一書，我們知道薑草油可紓解關節的僵硬，和它關係密切的玫瑰草油應該也具有相同的作用。

皮膚療效　恢復保溼的狀態，刺激天然皮脂的分泌，由此可知它對乾燥皮膚一定有很大的幫助。能促進表皮細胞再生，但消弭皺紋的作用則有待進一步證實。一般的皮膚感染問題也可用玫瑰草處理。

適合與之調和的精油　佛手柑、香茅、天竺葵、茉莉、薰衣草、萊姆、香蜂草、甜橙、苦橙葉、玫瑰、花梨木、檀香、紫羅蘭、依蘭。

⑥1

歐 芹
PARSLEY

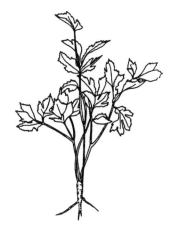

植物種類／萃取部位	藥草／種子
學　　　名	洋芫荽屬 Petroselinum sativum
科　　　名	繖形科 Umbelliferae
類 比 音 符	中音
主 宰 星 球	水星
萃 取 方 法	蒸餾

氣　　味	似藥草，又帶點香料味。
外　　觀	歐芹的英文名稱 Parsley 源自屬名字首的 Petros，Petros 在希臘文的意思是石頭，因為歐芹喜歡在滿佈碎石的環境生長。原產於地中海地區，如今在大部分的大陸地區都可生長得欣欣向榮。歐芹的品種繁多，它油綠的葉子有的平坦、有的品種則有皺摺，開黃色的花朵，莖長 60 公分。歐芹精油的主要產地是法國。
應用歷史與 相 關 神 話	具實用精神的埃及人拿歐芹來處理泌尿方面的問題，希臘人則把它視為名聲及喜樂的象徵。依斯米恩競賽中，優勝者常會被冠以歐芹做的花環，不過，人們也在喪禮後的喪酒上使用歐芹追悼亡者。 羅馬人很質疑歐芹的好處，甚且深信它會導致不孕，他們還警告準媽媽要和歐芹保持距離，以免小嬰兒出生以

後有癲癇的症狀。有的傳說把它與巫術連在一起，宣稱移植歐芹會帶來壞運氣。然而，16 世紀的歐洲人卻對歐芹頗具好感，也許當時的人們已了解歐芹富含維生素，特別是鐵質與維生素 C。

化學結構	酚類——芫荽醚、肉豆蔻油醚 萜烴類——松油萜
屬　　性	抗菌、抗痙攣、催情、祛脹氣、清血、利消化、利尿、化痰、通經、退燒、輕瀉、助產、鎮靜、補身。
注意事項	使用這種強勁的精油必須將幾點謹記在心：劑量宜低，否則會使人頭暈目眩，懷孕期間和經痛發生時都不宜使用，因為歐芹會引起子宮收縮。 據說可以刺激並調節腎臟，但避免在罹患腎疾與胃潰瘍時使用。是否能用於按摩中則是個見仁見智的議題。
心靈療效	對於不堪負荷的心靈與飽受衝擊的神經，有淨化和冷靜的作用。
身體療效	一、非常強勁的利尿劑，常用於月經期間以幫助排解水分滯留，以及肥胖症和蜂窩性組織炎。它能激勵腎臟，有效清除膀胱炎與尿道結石。處理經血過少的療效十分著名，因為具有類似雌激素的特性，由此可知，它也能紓解更年期的問題。

二、在生產時極有益處，因為歐芹能刺激分娩時的子宮
　　收縮，並恢復分娩後的再生機能。另外，還能促進
　　乳汁分泌，改善乳房發硬的感覺。

三、有淨化血液的功能，調節循環系統，因而有助於風
　　溼痛與關節炎的毛病。也能減輕肌肉痙攣的痛苦，
　　據說可用於扭傷。

四、安撫消化系統，同時也能開胃。對脹氣很有用，安
　　定反胃和絞痛的所有不適，亦能在胃部發寒時派上
　　用場。另有益於痔瘡，是肝臟的補品。

五、快速消除昆蟲叮咬的刺痛感。

皮 膚 療 效	清洗傷口，消退淤血，因為歐芹能促進血液流通。據說也是頭皮與髮絲的調理聖品，只要極微量的歐芹，就能使頭蝨無影無蹤。
適合與之調和 的 精 油	薰衣草、萊姆、桔、馬鬱蘭、甜橙、迷迭香。

廣藿香

廣藿香
PATCHO-ULI

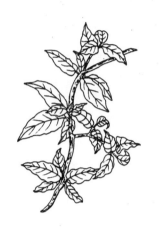

植物種類／萃取部位	灌木／葉
學　　　　名	刺蕊草屬 Pogostemon patchouli
科　　　　名	唇形科 Labiatae
類 比 音 符	低音
主 宰 星 球	太陽
萃 取 方 法	蒸餾

氣　　味

強烈的味道，泥土的感覺，加上甜甜的香料味，帶有異國風情。

外　　觀

長著毛茸茸葉片的灌木叢，葉長 10 公分，寬 12.7 公分，白花上帶紫色光采，這種植物能長到 91 公分高，需要很肥沃的土壤供養。它的精油是從嫩葉中蒸餾而得，蒸餾前，要讓葉片先乾燥並發酵。廣藿香的精油像好酒一樣，時間愈長，效用與氣味愈好。產於印度、馬來西亞、緬甸及巴拉圭。

應用歷史與相關神話

Patchouli 其名源自印度斯坦，在馬來西亞、印度、日本、中國已有很長久的藥用歷史，它能解昆蟲及蛇咬傷的毒。英屬馬來亞所蒸餾的廣藿香精油，產量獨占鰲頭多年，第二次大戰期間，其地位漸被西塞爾島所取代，只是西塞爾島之精油品質略遜於馬來西亞所產者。

維多利亞時代的人們，把乾燥的廣藿香葉夾在印度製的喀什米爾布巾中，用來包裹商品以防蛾蛀。印度人很流行用廣藿香香包來薰香抽屜或驅離床上的蝨蟲。它是東方情調香水中的基礎香料，60 年代崇尚「花朵力量」的時期，廣藿香和檀香、茉莉都是最時髦的東西。

化學結構	醇類——廣藿香醇 醛類——安息香醛、桂皮醛 酚類——丁香酚 倍半萜——杜松烯
屬　　性	抗沮喪、抗炎、抗菌、催情、收斂、促進傷口結疤、促進細胞再生，除臭、利尿、退燒、殺黴菌、殺蟲、鎮靜、補身。
注意事項	低劑量有顯著的鎮靜效果，但高劑量反而會造成刺激作用。會使人失去胃口，因此對飲食習慣需要糾正者有所幫助。它的味道對某些人而言會有縈繞不去的感覺，甚至讓人生厭。
心靈療效	它那較為「泥土」的氣味帶給人實在而平衡的感覺。似乎能消除嗜睡的傾向，讓人比較清醒。因此，能冷靜地面對問題，讓眼光更客觀。
身體療效	一、廣藿香最大的特色在它的聚合作用，這個作用是由

其收斂與促進傷口結疤的屬性而來的。這個特點使它特別有助於因過度節食引起的皮膚鬆垮。

二、能抑制胃口，所以適用於減重計劃中，還能控制腹瀉的狀態。有明顯的利尿功能，對水分滯留和蜂窩組織炎非常有幫助。能平衡過多的排汗量，明顯除臭，可解消悶熱煩躁的感覺。

三、廣藿香和性慾增強之間有一些關聯，這是由於它能夠強化中樞神經系統。但它既不會太鎮靜，也不會過於刺激，因此可營造出一種平衡感。它還可以紓解昆蟲及蛇咬傷的痛癢感。

皮膚療效　幫助皮膚細胞再生，促進傷口結疤，明顯減輕發炎的狀況，改善粗糙龜裂的皮膚以及各種傷口與瘡。也能稍稍改善粉刺、溼疹、黴菌感染和頭皮的異常症狀。

適合與之調和的精油　佛手柑、黑胡椒、快樂鼠尾草、欖香脂、乳香、白松香、天竺葵、薑、薰衣草、檸檬香茅、沒藥、橙花、松、玫瑰、花梨木、檀香。

薄 荷
PEPPER-
MINT

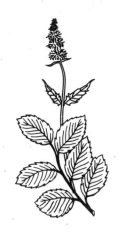

植物種類／萃取部位	藥草／葉與開花的頂端
學　　　　名	薄荷屬
	Mentha piperita 胡椒薄荷
科　　　　名	唇形科 Labiatae
類 比 音 符	高音
主 宰 星 球	金星或水星
萃 取 方 法	蒸餾

氣　　味	強勁的穿透力，清涼醒腦。

外　　觀　原產於歐洲，也生長於日本和美國。種類極繁，目前的主產地是美國。最好的薄荷產自英國，因為這種植物喜歡在潮溼的氣候下生長。莖長 90 公分，毛茸茸的葉片呈鋸齒狀，開紫色的花穗。又稱為歐薄荷、胡椒薄荷，是水薄荷（M. Aquatica）和綠薄荷（M. Spicata）的混血產物。

應用歷史與　就像其它的藥草一樣，古代的埃及人、希臘人、羅馬人
相 關 神 話　都已懂得利用它。羅馬人在宴席上會頂著薄荷葉編成的頭冠，顯然是要借重它解毒的功能。然而，他們也不反對用薄荷來製酒。

希伯來人用它做香水，這有一個很重要的典故，因為據說薄荷有催情的屬性。也許他們聽說過精靈曼莎（Mentha）被冥王布魯托（Pluto）如何地熱烈追求過，而布魯托善妒的妻子前去騷擾這個可憐的少女，把她兇暴地踐踏在地上，布魯托同情曼莎，把她變成了薄荷，這是薄荷被命名的由來。英國早從 1750 年就開始拿薄荷做商業生產。

化 學 結 構	醇類——薄荷腦
	酯類——醋酸薄荷酯
	酮類——藏茴香酮、素馨酮、薄荷酮
	酚類——香荊芥酚
	萜烴——檸檬烯、水茴香萜

屬　　性	止痛、麻醉、退乳、消炎、抗菌、抗痙攣、收斂、祛腸胃脹氣、利腦、利膽、興奮、解消充血腫脹、通經、祛痰、退燒、利神經、激勵、利胃、促發汗、收縮血管、驅蠕蟲。

注 意 事 項	氣味強而有力，要小心劑量。最好是浸泡後使用，不很適合用於按摩，但局部也許無妨。它很可能會刺激皮膚和黏膜組織，一定要避開眼部四周。懷孕及哺乳期間避免使用，因為它能通經和退乳。可能會解除順勢療法的作用。

心 靈 療 效	它清涼的屬性可安撫憤怒、歇斯底里與恐懼的狀態，對疲憊的心靈和沮喪的情緒，功效絕佳。

身體療效	一、有雙重的功效——熱時清涼，冷時暖身——因此薄荷治感冒的功效絕佳，因為它能抑制發燒和黏膜發炎，並促進排汗。大體而言有益於呼吸道的毛病，也有利於乾咳和鼻竇充血，治氣喘、支氣管炎、霍亂、肺炎及肺結核的療效均十分有名。
	二、薄荷最重要的貢獻在消化系統方面，特別是急性的症狀。可放鬆和輕微麻醉胃部肌肉，有效中和食物中毒，可治嘔吐、腹瀉、便秘、脹氣、口臭、絞痛、膽結石、反胃以及旅行疾病，可改善腎肝失調。
	三、激勵的特質對一般的四肢麻痺很有效果。也適用於驚嚇、暈眩、貧血、頭昏。對心臟和心靈都有補強的作用。它清涼、鎮痛的功效，可減輕頭痛、偏頭痛和牙痛。
	四、對疼痛的雙腳能提供最佳的幫助，也可安撫風溼痛、神經痛和肌肉痠痛。
	五、月經流量過少、痛經和乳腺炎也能由薄荷精油得到改善。昆蟲和皮膚寄生蟲都不太喜歡薄荷精油。
皮膚療效	藉著排除毒性鬱積的阻塞現象，可改善溼疹、癬、疥瘡和搔癢。可收縮微血管，清涼，紓解發癢、發炎和灼傷，也可柔軟皮膚。清除黑頭粉刺，對油性的髮質和膚質極具效果。
適合與之調和的精油	安息香、雪松、絲柏、薰衣草、桔、馬鬱蘭、綠花白千層、松、迷迭香。

苦橙葉

64 苦橙葉 PETITGR-AIN

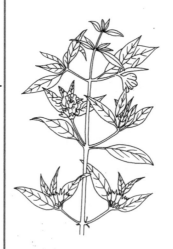

植物種類／萃取部位	橙樹／葉及嫩芽
學　　　　名	柑橘屬 Citrus vulgaris / aurantium
科　　　　名	芸香科 Rutaceae
類 比 音 符	中～高音
主 宰 星 球	太陽
萃 取 方 法	蒸餾

氣　　味　相當具持續力的香氣，交替發出木質香和花香。

外　　觀　苦橙葉精油是橙樹萃取出的三種精油之一，另外兩種是由花朵萃取出來的橙花精油，和由水果萃取出來的橙精油。原產於中亞，現在常見於地中海一帶。苦橙葉精油的主要產地在義大利、西班牙和巴拉圭，但據說最好的精油產自法國。然而，因為其價格太高，一度曾發生以苦橙和甜橙精油混摻的情形。

應用歷史與
相關神話　Petitgrain 的名字意指「小顆」，因為苦橙葉精油原本是從未成熟的果子而非葉子蒸餾而得的。有些苦橙葉精油的萃取來源是檸檬樹和桔樹。過去，苦橙樹的葉子曾被用來治療癲癇，但現在苦橙葉精油多被用於藥學界和香水業，它也是許多古龍水中很受歡迎的成分。

化 學 結 構	醇類——牻牛兒醇、芫荽油醇、橙花醇、松油醇 醛類——檸檬醛 酯類——牻牛兒酯、芫荽油酯 萜烴——樟烯、檸檬烯
屬　　　性	抗沮喪、抗痙攣、除臭、鎮靜。
注 意 事 項	未知。
心 靈 療 效	安撫憤怒與恐慌，情緒低落時能給人踏實感，使心情煥然一新。安撫人心的作用類似橙花，但對比較嚴重的沮喪狀態，仍然是橙花精油比較有效。
身 體 療 效	一、神經系統的鎮定劑，它放鬆的特性，能幫助伴著失眠與心跳加快的焦慮感。似能放慢身體的步調，調理呼吸，放鬆痙攣的肌肉。 三、有益於病癒的虛弱身體狀態，因為它能溫和地刺激免疫系統，增強對疾病的抵抗力。同時，它除臭的特性也能使身體保持清新有活力。 三、安撫胃部肌肉，因此可解決苦惱的消化問題。
皮 膚 療 效	調節皮膚功能，清除皮膚的瑕疵部位，如粉刺、青春痘等。

苦橙葉

適合與之調和的精油	佛手柑、雪松、豆蔻、天竺葵、薰衣草、香蜂草、橙花、橙、玫瑰草、迷迭香、花梨木、檀香、依蘭。

玉 桂 子
PIMENTO

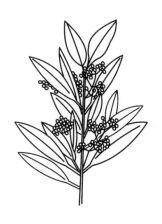

植物種類／萃取部位	樹／葉，果
學　　　　　名	玉桂屬 Pimenta officinalis
科　　　　　名	桃金孃科 Myrtaceae
類 比 音 符	中音
主 宰 星 球	未知
萃 取 方 法	蒸餾

氣　　味	溫暖的香料味，略為強烈的感覺。

外　　觀	玉桂子在它的原產地——西印度群島一帶隨處可見，在南非、留尼旺島與印度也可發現它的蹤影。這種常綠樹一般可以長到 9 公尺高，開白花、結綠果，果實成熟後會轉成紅棕色。這種植物要放入水中蒸餾，它在水中會自動分為兩部分，較輕的浮在水上，較重的沈在水底，這兩者混合以後，便可蒸餾出玉桂子油。

應用歷史與相關神話	玉桂子也叫做「多香果」，因為它的味道像是把胡椒、丁香和肉桂調在一起。它是牙買加主要的出口品，因此有時又被稱為牙買加胡椒。早期，只有它的漿果被用以蒸餾精油，1916 年開始，人們也拿玉桂子葉去蒸餾精油。 阿茲特克人用玉桂子製作一種叫「巧克力」的飲料，近

來，它則出現在西印度群島極受歡迎的一種飲料中，人們稱這種飲料「玉桂子酒」，另外，它也是月桂酒中的成份之一。

葡萄牙的貿易商把玉桂子引進歐洲，現在它是北歐常用的調味料，他們用玉桂子為食物增添風味。

化學結構	醇類──桉油醇 酚類──丁香酚 倍半萜類──丁香油烴 萜烴類──水茴香萜
屬　　性	止痛、止牙痛、抗抑鬱、催情、袪脹氣、使皮膚溫暖發紅、利胃、補身。
注意事項	小心控制劑量，因為它可能會刺激皮膚和黏膜組織，是否可用於按摩仍存有爭議。它的作用十分強勁，但局部使用是沒有問題的。
心靈療效	當你感覺灰心、失望的時候，玉桂子油可以使情緒回暖，就像在心靈疲憊和筋疲力竭時給自己打一劑強心針。
身體療效	一、非常暖性的精油，使循環系統順利運行，有益於身體寒冷的狀態。可用在咳嗽、胸腔的傳染性疾病，以及流行性感冒、著涼和支氣管炎。

二、能夠安撫腸胃，特別是抽搐性的胃腸痛、脹氣與嘔吐，對腹瀉也或有幫助。它止痛的屬性可減輕風溼痛、關節炎的肌肉痠痛、與抽筋。可紓緩頭痛和牙疼。

三、對身體而言，是一種良好的全方位補品。

皮膚療效	未知。
適合與之調和的精油	乳香、白松香、薑、薰衣草、檸檬、檸檬香茅、肉豆蔻、甜橙、松樹。

66

松 樹
PINE

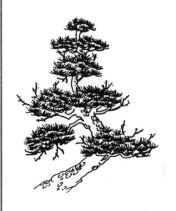

植物種類／萃取部位	樹／針葉與毬果
學　　　　名	松屬 Pinus sylvestris
科　　　　名	松科 Pinaceae
類 比 音 符	中音
主 宰 星 球	火星
萃 取 方 法	蒸餾

氣　　味　新鮮的森林氣息。

外　　觀　大型的毬果植物，主要分佈於北歐、俄羅斯東北和斯堪地那維亞半島。這種令人歎為觀止的樹木約有 80 個不同的品種，但大部分的松樹精油都是從挪威松和蘇格蘭松萃取而得。它們大多長著紅色的樹皮和灰綠的針狀葉，所開的花則是橙黃色。

應用歷史與　古代文明如埃及、希臘和阿拉伯等對它毫不陌生，他們
相關神話　早已認識了松樹強勁的療效。在宗教儀式中也能發現它的蹤影。松樹主要還是被用來處理肺部的疾病感染，如支氣管炎、肺結核和肺炎，吸入法是它主要的使用方法。人們喜愛聚集到松樹大量生長的區域，為的就是那裏絕佳的空氣有益肺部健康。

北美印第安人認為，松樹對壞血病有很好的療效。松樹

也是肥皂和浴鹽中常見的成份，它除臭和消毒的屬性在製造清潔用品時極有價值。

化 學 結 構	醇類——龍腦 酯類——乙酸龍腦酯、松油酯 倍半萜類——杜松萜烯 萜烴類——樟烯、苦艾萜、水茴香萜、松油萜、 　　　　　Sylvestrene
屬　　　性	消炎、抗菌、呈香脂狀、解除鼻塞、除臭、利尿、消毒、化痰、恢復體力、使皮膚溫暖、促發汗、激勵、補身。
注 意 事 項	應避免使用矮松（Pinus Pumilio）的精油，其毒性較高。一般所選用的歐洲赤松在低劑量時是安全的，只是它可能會刺激敏感性皮膚。
心 靈 療 效	有益於虛弱的感覺、萎靡不振及疲憊的心靈，使精神煥然一新。
身 體 療 效	一、威力十足的抗菌劑，有助於支氣管炎、喉炎、和流行性感冒。它可依身體的需要，提供清涼或暖身的效用。一般而言，對呼吸系統的問題有良好的影響，減輕呼吸的不順暢，清除鼻涕和痰，似乎對排汗過量也有些許作用。

松
樹

二、可淨化腎臟，對膀胱炎、肝炎和攝護腺的問題都有
　　療效，抑制膽囊的發炎現象、消除膽結石。能激勵
　　腎上腺，讓身體重現活力。

三、松樹也能刺激循環作用，它暖性的作用可紓解風溼
　　病、痛風、坐骨神經痛和關節炎的症狀。當症狀十
　　分緊急或疼痛時，可以用溼敷法使用松樹精油。也
　　有益於肌肉痠痛與一般的肌肉僵硬。

四、改善消化系統疾病，特別是腸道方面的失調症狀。

五、據說可改善過多的白帶，也可以對子宮發炎的現象
　　提供一些療效。幫助男性重振雄風的效果聞名。

六、另有一說，跳蚤無法忍受松樹的氣味。

皮膚療效 對於阻塞的皮膚極具價值，而溼疹、乾癬也可藉松樹精
油得到改善。似乎還能癒合切割的傷口，並安撫受刺激
的皮膚。

**適合與之調
和的精油** 雪松、肉桂、丁香、絲柏、尤加利、薰衣草、香桃木、
綠花白千層、迷迭香、百里香、茶樹。

⑥⑦

玫 瑰
ROSE

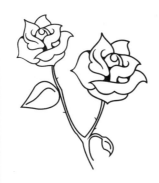

植物種類／萃取部位	花／花瓣
學　　　　名	薔薇屬
	Rosa centifolia 千葉玫瑰
	Rosa damascena
	大馬士革玫瑰
	Rosa gallica 紅玫瑰
科　　　　名	薔薇科 Rosaceae
類　比　音　符	低～中音
主　宰　星　球	金星
萃　取　方　法	脂吸法

氣　　　味	甜而沈的纖細花香。
外　　　觀	玫瑰花是許多國家的最愛，玫瑰精油主要產自摩洛哥、土耳其和法國。大馬士革玫瑰，又名奧圖玫瑰，來自保加利亞。它栽種於山區，晨露初降後就必須把花摘下，立刻蒸餾才能得到最多的精油。脂吸法可得到更多的精油，所得者稱為「原精」。
應用歷史與相關神話	玫瑰可能是最早被拿來蒸餾的植物，發明者是第 10 世紀的阿拉伯醫生阿威西納（Avicenna）。在東方非常受歡迎，波斯戰士用紅玫瑰裝飾他們的盾牌，而土耳其的侵略者在 17 世紀時將它引進保加利亞。 長久以來，玫瑰都被視為愛與純潔的象徵，在婚禮中，人們遍灑玫瑰花祝福婚姻幸福。玫瑰似乎有助於冥想與祈禱。據說，聖多明尼克曾在一次幻覺中見到了處女瑪

玫瑰

麗，並從她那裏得到第一串玫瑰念珠，每顆念珠都用玫瑰薰香。佛教徒和回教徒，也使用類似玫瑰念珠之物。

加利卡玫瑰，也就是一般所知的「藥劑師的玫瑰」，在中世紀時被製成藥膏以治療肺病和氣喘。依莉莎白時代，薰香食物蔚為風潮，以玫瑰風味為最受歡迎的一種。二次世界大戰期間，維生素 C 短缺，玫瑰的果實便成為其替代品。

上個世紀，法國的玫瑰工業快速蓬勃發展。至今，玫瑰油仍是香水業與香皂業的重要原料。

化學結構	酸類——牻牛兒酸 醇類——香茅醇、牻牛兒醇、麝子油醇、橙花醇 酚類——丁香酚 萜烴——楊梅烯
屬　　性	抗憂鬱、消炎、抗菌、抗痙攣、催情、殺菌、利膽、淨化、利尿、通經、止血、利肝、輕瀉劑、鎮靜、利脾、利胃、補身。
注意事項	玫瑰是通經藥，避免在懷孕期間使用。
心靈療效	可平撫情緒，特別是沮喪、哀傷、嫉妒和憎惡的時候。提振心情，紓緩神經緊張和壓力。它顯然是極女性化的精油，能使女人對自我產生積極正面的感受。

身體療效	一、是優越的子宮補品，鎮定經前緊張症狀，促進陰道分泌，調節月經週期。對不孕症有益，即使對男性亦然，因為它能增加精子的數量。對性方面的困難也有幫助，尤其是性冷感與性無能，可紓緩潛在的緊張與壓力，釋放一種使人快樂的荷爾蒙Dopamine（多巴胺）。 二、對心臟頗有助益，能活化停滯的血液循環，降低心臟的充血現象，強化微血管。情緒低落時，可平衡並強化胃部。由於它有抗菌和輕瀉的功能，所以能淨化消化道，也能改善反胃、嘔吐和便祕。 三、古羅馬人十分看重它對偏頭痛的療效。它能清除毒素及過度酒精造成的肝充血，因此可以改善黃疸。 四、能明顯地減輕喉嚨痛與咳嗽症狀。
皮膚療效	適用於所有的皮膚，特別有益於成熟、乾燥、硬化或敏感的皮膚。其緊實、紓緩的特性，對發炎現象很有幫助，由於它還能收縮微血管，所以是治療小靜脈破裂的神奇之寶。
適合與之調和的精油	佛手柑、洋甘菊、快樂鼠尾草、白松香、天竺葵、茉莉、薰衣草、橙花、橙、玫瑰草、廣藿香、檀香。

68

迷迭香
ROSEM-
ARY

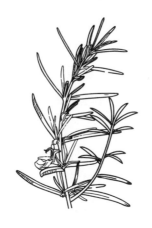

植物種類／萃取部位	藥草／開花的頂部 & 葉
學　　　　名	迷迭香屬 Rosmarinus officinalis
科　　　　名	唇形科 Labiatae
類 比 音 符	中音
主 宰 星 球	太陽
萃 取 方 法	蒸餾

氣　　味　強烈、清澈、有穿透力，清新的藥草香。

外　　觀　迷迭香的拉丁原名意指「海之朝露」，源於這種植物喜愛水分。它的木質莖可長到 90 公分高，葉片帶墨綠線條，藍紫色的小花讓蜜蜂為之瘋狂。原產於亞洲，但現在是地中海沿岸常見的景觀，大多數的精油產自法國、突尼西亞和南斯拉夫。

應用歷史與相關神話　在埃及的古墓中，曾見到迷迭香的殘餘。事實上，希臘人和羅馬人也都把迷迭香視為再生的象徵和神聖的植物，認為它能使生者安定、死者平和。他們以迷迭香的枝條來獻祭神祇，用迷迭香做成焚香以驅離惡靈。摩爾人認為它能趕走害蟲，因此在果園周圍大量栽種迷迭香。

它的回春效果，在匈牙利皇后——唐娜・依莎貝拉身上

似乎獲得證明，她在晚年用它洗臉，臉部皮膚很明顯地回復年輕的模樣。由於迷迭香一直被用來保存肉類（防腐），這個回春的奇蹟應與其中的某些成分有關。在「匈牙利皇后之水」中，據說還包含了下列成分：檸檬、玫瑰、橙花、香蜂草和薄荷。法國的醫院非常了解其抗菌特性，總在流行病爆發時焚燒迷迭香以淨化空氣。

化學結構	醇類——龍腦
	醛類——小茴香醛
	酯類——乙酸龍腦酯
	萜烴——丁香油烴、樟烯、松油萜
	酮類——樟腦
	氧化物——桉油醇

屬　　性	止痛、抗憂鬱、抗風溼、抗菌、抗痙攣、抗斂、袪腸胃脹氣、利腦、利膽、促進結疤、興奮、幫助消化、利尿、通經。利肝、使低血壓升高、利神經、促使病理生長消退或解除、激勵、利胃、促發汗、補身。

注意事項	迷迭香具有高度的刺激性，不適合高血壓及癲癇患者。因為能通經，避免在懷孕期間使用。另外，它也可能會消除順勢療法的效用。

心靈療效	活化腦細胞，使頭腦清楚，增強記憶力。改善緊張的情

緒、滯悶和嗜睡。能讓人活力充沛，強化心靈，特別是在軟弱和疲憊時。

身體療效

一、使腦部及中樞神經充滿活力，似可恢復知覺，某些個案中，甚至能幫助言語、聽覺及視覺方面的障礙。讓頭痛、偏頭痛一掃而空，特別在這些症狀是由胃痛引起時。也能改善暈眩，極好的神經刺激品，幫助麻痺的四肢恢復活力。

二、是止痛劑，但不至於太鎮靜，可紓緩痛風、風溼痛以及使用過度的肌肉。

三、珍貴的強心劑和心臟的刺激劑，使低血壓恢復正常，調理貧血的效果也很好。對肺也有幫助，可改善感冒、氣喘、慢性支氣管炎與流行性感冒。

四、可改善肝臟之充血現象，減輕肝炎和肝硬化，以及膽結石、黃疸、膽管堵塞。增強消化功能，改善結腸炎、消化不良、脹氣和胃痛。

五、紓緩月經絞痛，改善流量過少的問題。它的利尿屬性有助於經期中的水分滯留症狀。對蜂窩組織炎、肥胖症也有效。

皮膚療效

對鬆垮的皮膚很有益處，因為迷迭香是很強的收斂劑，有緊實效果，可減輕充血、浮腫、腫脹的現象。它刺激的功能，對頭皮失調特別有幫助，能改善頭皮屑並刺激毛髮生長。

適合與之調和的精油	羅勒、雪松、乳香、天竺葵、薑、葡萄柚、檸檬香茅、萊姆、桔、香蜂草、橙、薄荷、紅柑。

花梨木

69

花 梨 木
ROSEW-
OOD

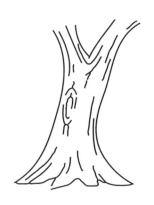

植物種類／萃取部位	樹／木材
學　　　　名	Aniba rosaeaodora
科　　　　名	樟科 Lauraceae
類 比 音 符	中音
主 宰 星 球	未知
萃 取 方 法	蒸餾

氣　　味　甜甜的木質香，並帶有花香以及淡淡的香料感。

外　　觀　這種漂亮的精油，是由巴西熱帶雨林中一種常綠樹的木心蒸餾而得。它能長到 38 公尺左右，開黃色花朵。1927年以前，這一類精油主要產自法屬蓋亞那，在當地，它被稱為「蓋亞拿油」，和它的首都同名。蓋亞拿油和花梨木油，其實是分別蒸餾自兩種近親的樹種。蓋亞拿油的樹材很像紅木，而巴西的樹種顏色則偏黃灰色。在蒸餾之前，樹木會被削成小木片，蓋亞拿油的味道，聞起來像山谷中的百合花。

應用歷史與
相關神話　某些精油供應商稱這種精油為「玫瑰木」，這是屬於香水業用的別名，在巴西當地，它被稱為 Jacaranda。它在香水業界久享盛名，但萃取來源是另一名為 Convulvus scoparious 的品種，它被引進芳香療法界，則是最近的

事。在法國，它那帶著玫瑰花香的木心，常被用以製成
小櫥櫃和刷子，及刀子的木柄部位。

原本，花梨木是從法屬蓋亞那船運至歐洲再蒸餾的，但
快速成長的貨運量，刺激產地本身的蒸餾量增加。驚人
的需求量使得商人們必須再尋求其他的供應來源，最後
終於又在巴西發現新的樹林。這種樹木在巴西大量野
生，但由於花梨木精油的出口量太龐大，為預防它絕
種，巴西政府立法規定：蒸餾業者每砍一棵花梨木，便
需種下一棵花梨木新樹。

化 學 結 構	醇類──牻牛兒醇、芫荽油醇、橙花醇、松油醇、 　　　　桉油醇 萜烴──苦艾萜
屬　　　性	止痛、抗沮喪、抗菌、催情、殺菌、利腦、除臭、殺 蟲、激勵、補身。
心 靈 療 效	穩定中樞神經系統，有全面性的平衡效果，可幫助情緒 低落、極度疲勞及憂心忡忡的心理狀態，使人振奮、精 神煥發。
身 體 療 效	一、是一些慢性病的最佳藥方，尤其在免疫系統防禦力 　　低落的狀態，能提供身體極佳的抵抗力。抵抗微生 　　物與病毒頗有效果。也是喉部極有價值的抗菌劑， 　　可紓解喉嚨發癢的咳嗽症狀。

二、是聞名的催情劑，在恢復性慾方面，甚為奇妙有效，對性無能、冷感等性困擾，也頗有助益。對於那些曾受過性虐待的人，花梨木溫暖的撫慰效果，可使他們冷漠的性態度又重新燃起，其效果十分神奇。

三、利腦的特性可減輕頭痛，尤其是伴隨著反胃感的頭痛，也能減輕因時差引起的不適症狀。

四、有良好的除臭效果，幫助身體調節過度的溼氣和高溫。在驅蟲方面效果良好。

皮膚療效　有效地刺激細胞，使組織再生，因此對傷口很有用。改善乾敏、發炎的皮膚極有聲譽，甚至能抗皺與延緩老化。即使是保溼良好的皮膚，也能從花梨木平衡、溫暖的特性中獲益。

適合與之調和的精油　雪松、芫荽、乳香、天竺葵、玫瑰草、廣藿香、苦橙葉、玫瑰、迷迭香、檀香、岩蘭草。

鼠尾草
SAGE

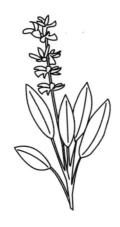

植物種類／萃取部位	藥草／葉與花
學　　　　名	洋蘇草屬 Salvia officinalis
科　　　　名	唇形科 Labiatae
類 比 音 符	高音
主 宰 星 球	木星
萃 取 方 法	蒸餾

氣　　　味	清澈，藥草味，略刺鼻。
外　　　觀	鼠尾草通常長著紫綠色的葉，開藍色的花，但也有許多其他長相的種類。一般能長到約 69 公分高，野生於南斯拉夫一帶，原產自地中海地區，大部分的精油也產自該地。
應用歷史與 相 關 神 話	中國人很擅長應用鼠尾草，認為它可以治療不孕症。羅馬人認為它能治癒所有的疑難雜症，將它視為一種神奇的植物。鼠尾草其名之拉丁字根 salvare，即指「治療」或「拯救」。它和「智慧」、「長壽」常被聯想在一起，幾世紀以來，它都是極受推崇的藥草。 中世紀時，鼠尾草是神經系統的補藥成分之一，這種植物本身也被用來清潔牙齦、潔白牙齒。中國茶和印度茶被進口到英國以前，鼠尾草茶一直是最受歡迎的飲料。

鼠尾草

它的精油通常出現在男性香水中。

化學結構	醇類——龍腦、洋蘇草醇 酮類——樟腦、側柏酮 氧化物——桉油醇 萜烯——水茴香萜
屬　　性	退乳、抗風溼、抗痙攣、抗菌、抑汗、開胃、收斂、促進傷口結疤、淨化、利尿、通經、利肝、調升血壓、補身。
注意事項	一種強烈的精油，極端的一些個案中，會對中樞神經系統產生副作用，如抽搐、癲癇發作、或麻痺。即使是低劑量也可能產生毒性。 不能在懷孕及哺乳期間使用，因為它能通經和退乳，也可能導致子宮痙攣。快樂鼠尾草有類似鼠尾草的療效，但毒性較低，使用起來較安全。
心靈療效	用極少的劑量時，對神經有鎮靜效果，因為它能紓緩副交感神經，適用於疲憊、沮喪和哀傷狀態時。使反應較快，明顯增強記憶力。
身體療效	一、對女性生殖系統極有益處，因為它和雌激素十分類似，能調節月經週期，幫助受孕。對更年期的問題也極有幫助，尤其是盜汗。也能治陰道念珠菌感染。

二、是消化系統的補藥，特別有益於改善胃口不佳狀況，或肉類攝取過多時，也能改善便秘，幫助尿液流動，對肝、腎有一定的好處。對水腫和肥胖症也能發揮效果。

三、淨化顎、喉、胃的黏膜，對口腔潰瘍和齒齦發炎也有療效。

四、促進淋巴液的流動，所以對腺體失常也應有幫助。對循環系統有淨化功能，能明顯提高過低的血壓。

五、一般性的感冒、黏膜發炎、支氣管炎和細菌感染，都能有所改善，有效抑制發汗現象，與月桂葉精油調和使用效果更佳，但這個處方的藥效極強勁，宜小心使用。

六、它止痛的作用，對運動過度或疲勞的肌肉都很有幫助。也可治療纖維組織炎（一種肌肉發炎）和斜頸（一般性的頸部僵硬），改善顫抖與癱瘓的情形。

皮膚療效	有益割傷或其他傷口止血，促使形成結疤，對毛孔粗大也有幫助。皮膚問題，如瘡痛、溼疹、乾癬、與潰瘍均可獲得改善。鼠尾草植物本身，可給予黯沈的髮色光亮，其精油也應有同樣的效果。
適合與之調和的精油	月桂、佛手柑、天竺葵、薑、薰衣草、香蜂草、綠花白千層、橙、迷迭香。

檀 香
SANDAL-
WOOD

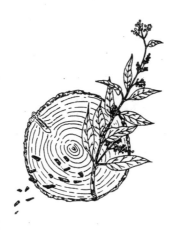

植物種類／萃取部位	樹／木心
學　　　　名	檀香屬 Santalum album 白檀
科　　　　名	檀香科 Santalaceae
類 比 音 符	低音
主 宰 星 球	未知
萃 取 方 法	蒸餾

氣　　味	木質、細緻，甜而帶異國情調，餘香裊繞。

外　　觀	這種精緻的油，來自一種常綠的寄生樹，此樹把自己的根依附在別的樹根上。它黃色的木材以薄木片型式出售，檀香樹在 60 歲的樹齡時，才達到成熟期而被砍收，否則最少也要等到 30 歲。公認為最好的檀香精油，產自印度的邁索爾（Mysore）。檀香的其他樹種包括紅色的 Pterocarpus santalinus，主要用以做染料，另有一種澳洲檀香，即是為人熟知的 Santalum spicatum，它所產出的精油品質較差。

應用歷史與 相 關 神 話	檀香自古以來便廣受歡迎，從印度到埃及、希臘、羅馬的貿易路線上，常見篷車滿載著檀香。許多古代的印度廟宇或傢俱都由檀香木所造，可能是由於檀香具有防蟻蛀的功能。檀香的焚香需求量不少於檀香木，它獨特的

安撫作用對冥想很有幫助，因而廣泛被用在宗教儀式中，特別是印度和中國，對檀香的需求至今絲毫不曾減少。

在喪禮中，人們焚燒檀香，冀望以釋放死者的靈魂。

埃及人用檀香防腐屍體。它也是治淋病的有名處方。經常被用在香水中，可惜的是，據說香水中的檀香多有攙假。檀香樹幾已瀕臨絕跡，現在只用來蒸餾精油。

化 學 結 構	醇類——檀香腦 醛類——糖醛 倍半萜——檀香烯
屬　　性	消炎、抗菌、抗痙攣、催情、收斂、鎮咳、祛胃腸脹氣、利尿、柔軟皮膚、祛痰、鎮靜、補身。
注 意 事 項	香氣有極強的持續力，常常在衣物清洗過後，仍有香味殘留。其催情的效果眾所皆知，所以該謹慎使用。也許該避免於沮喪時使用，因為可能會使情緒更低落。
心 靈 療 效	放鬆效果絕佳，可安撫神經緊張及焦慮，但鎮靜的效果多於振奮。在用以改善執迷狀態上，極獲好評。被用來安撫死者，帶來祥和、平靜的感覺。
身 體 療 效	一、對生殖泌尿系統極有幫助，可改善膀胱炎，用來按摩於腎臟部位，有清血抗炎的功效。它催情的特

性，可改善性方面的困擾，如冷感和性無能，也許是因為它能驅散焦慮的情緒。檀香對身體有抗痙攣和補強的功效，能帶來放鬆和幸福的感覺。

二、檀香一度用以改善經性行為傳染的疾病，對性器官也確有淨化功能，可促進陰道的分泌作用。

三、對胸腔感染，以及伴隨著支氣管炎、肺部感染的喉嚨痛、乾咳也有效果。當黏膜發炎時，檀香能讓患者感覺非常舒服，幫助入眠。可刺激免疫系統，預防細菌感染。

四、可用來治療胃灼熱。由於它收斂的特性，對腹瀉亦有幫助。

皮膚療效	基本上，檀香是一種平衡的精油，但是對乾性溼疹及老化缺水的皮膚特別有益。使皮膚柔軟，混合可可脂之後，便是絕佳的頸部乳霜。改善皮膚發癢、發炎的現象。其抗菌的功效能改善面皰、癤和感染的傷口。
適合與之調和的精油	羅勒、安息香、黑胡椒、絲柏、乳香、天竺葵、茉莉、薰衣草、檸檬、沒藥、橙花、玫瑰草、玫瑰、岩蘭草、依蘭。

薰衣草棉
SANTOL-
INA

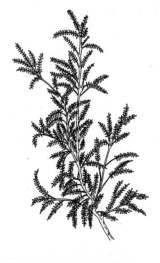

植物種類／萃取部位	灌木／種子
學　　　　名	Santolina chamaecyparissias
科　　　　名	菊科 Compositae
類 比 音 符	未知
主 宰 星 球	水星或月球
萃 取 方 法	蒸餾

氣　　味	像是帶香料味的蘋果。

外　　觀	雖然叫做薰衣草棉，其實它並不是唇形科的一員，而是菊科的一份子。常綠的灌木，可長到 60 公分高，白色的莖幹上，有著銀灰色的葉片，毛茸茸的葉片看起來很像棉花，開黃色的小花。可以在義大利、法國南部及地中海沿岸國家發現它，目前英國也有栽種。可長時間忍受高溫缺水的狀態，若在開花前採收，可蒸餾出最多的精油。

應用歷史與相關神話	把薰衣草棉引進英國的是諾曼人。16 世紀時，薰衣草棉在英倫三島上十分常見，人們把它當作樊籬來種植。它的俗名 Santolina 源自拉丁文，意指「神聖的亞麻」，由此可知它受人們重視的程度。 法國人廣泛運用薰衣草棉以殺蟲，他們叫它「衣服的守

薰衣草棉

護者」，把它放在衣櫃、床單中以防蟲。是極受歡迎的
藥草，十分常見。它抗痙攣和驅蠕蟲的屬性，使它成為
歐洲藥劑中熱門的成份。不過，薰衣草棉的精油並沒有
做大規模的商業生產。

化學結構	醇類——龍腦
	氧化物——桉油醇
	萜烴類——樟烯、纈花烴、檸檬烯、楊梅烯、水茴香萜、
	松油萜、檜烯、松油烯

屬　　性 消炎、抗痙攣、治疣、通經、利肝、激勵、利胃、補
身、驅蠕蟲。

注意事項 使用的時間過長，會產生一點毒性反應，可能會刺激皮
膚，懷孕時間最好避免使用。

心靈療效 對心靈有激勵和清新的效果。

身體療效

一、薰衣草棉最特別的作用應屬驅蠕蟲，可驅逐腸內的
　　寄生蟲。它也是絕佳的解毒劑，可幫助有毒的叮咬
　　消散。

二、可為肝臟做掃除工作，有效對抗黃疸並淨化腎臟。
　　紓解胃痙攣，是消化系統的補品。

三、有助於白帶之類的陰道疾病，據說，還能調節過少
　　的經血。

四、氣喘和咳嗽也可藉薰衣草棉獲得改善。

皮膚療效	在發炎時，把發癢的感覺減至最低程度，幫助成痂脫落，據說可改善扁平疣，一般性疣及癬。
適合與之調和的精油	洋甘菊、薰衣草、桔、甜橙。

綠薄荷

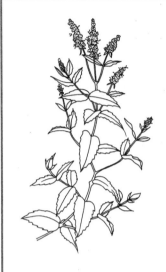

73

綠薄荷
SPEARM-
INT

植物種類／萃取部位	藥草／開花的頂端、葉
學　　　　名	薄荷屬 Mentha spicata
科　　　　名	唇形科 Labiatae
類 比 音 符	高音
主 宰 星 球	金星
萃 取 方 法	蒸餾

氣　　味	近似薄荷但稍微甜一些。

外　　觀

縐而尖的葉片是它英文俗名的由來（Spear 意為長矛、鏢槍），它能長到 90 公分高、開紫花。薄荷屬的植物族繁不及備載，而且屬性也多有雷同。但綠薄荷不同於薄荷的地方，在於它不含薄荷腦（薄荷醇）。綠薄荷原產於地中海一帶和北非，但現在主要的栽植地是美洲、亞洲及英國。

應用歷史與相關神話

古希臘人把綠薄荷視為芳香的補品，大量用於泡澡的水中。它有治療性病（如淋病）的聲譽，同時也享有催情的名氣。

羅馬人將它引進英國以後，當地人主要是用它來防止牛奶變酸凝塊。但到中世紀時，綠薄荷成了口腔衛生的代表藥物，它被用來治療牙齦疼痛及美白牙齒。

化學結構	酮類——藏茴香酮 醇類——桉油醇 倍半萜類——丁香油烴 萜烴類——檸檬烯、楊梅烯、水茴香萜
屬　　性	止癢、抗痙攣、袪脹氣、通經、殺蟲、助產、恢復健康、激勵。
注意事項	這種精油會使皮膚感覺刺痛，除非劑量很低，否則不宜用以做全身按摩，但還是可以進行局部按摩。 會刺激眼睛和敏感的皮膚，孕婦禁用。可能會消除順勢療法的藥效，所以不宜併用。
心靈療效	激勵疲憊的心靈。
身體療效	一、有助於消化方面的問題，例如嘔吐、脹氣、便秘與腹瀉。似可放鬆胃壁肌肉，紓解打嗝與噁心的感覺。有助於減輕旅途勞累，及暈車的一些症狀。整體來說，可謂消化器官的補品，能刺激胃口。 二、據說也能讓積存的尿液排出，明顯消除腎結石。 三、對生殖系統也有一些效果，像是消退乳房脹奶和發硬的情形。同理，它也能改善經血過量及白帶的現象。生產時，還能幫助生產順利。也有益頭痛、口臭以及牙齦疼痛。

皮 膚 療 效	綠薄荷葉曾被用以抑制皮膚發癢，它的精油也可以提供類似的療效。同理，它有益於皮膚上的瘡與痂。
適合與之調和的精油	羅勒、葡萄柚、菩提花、迷迭香。

萬壽菊
TAGETES

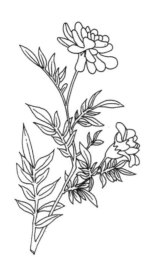

植物種類／萃取部位	灌木／花與葉
學　　　　名	萬壽菊屬）Tagetes patula ／ glandulifera
科　　　　名	菊科 Compositae
類 比 音 符	高音
主 宰 星 球	木星或太陽
萃 取 方 法	蒸餾

氣　　味　甜甜的水果香，近乎柑橘類的味道。

外　　觀　萬壽菊原來栽植於北非，另有一種說法認為，它的始祖生長在中美洲，不過，它現在的主要生長地區是法國，因此常被稱作法國金盞菊。它的羽狀葉一片一片分得很開，片片簇擁著它淡橘色的小花，萬壽菊的花朵長得頗似康乃馨，只有在盛開期過後，才被採收，用來蒸餾精油。

應用歷史與相關神話　萬壽菊在非洲名為 Khakibush（卡基布許），常見它垂吊於土著的茅屋下，以驅趕成群的蒼蠅。它也被稱在蕃茄、馬鈴薯和玫瑰之間，以防長成的花果成了小線蟲的大餐，這一切顯示，萬壽菊應是種有效的殺蟲劑。它也被製成油膏，用來殺死傷口中具破壞力的蛆。它的根和種子都有催瀉的作用，可能是藉此來幫助身體排毒。

233

萬壽菊

本世紀初，波爾戰爭結束以後，澳洲軍隊把這種植物帶回原產地北非，結果，萬壽菊也立刻在那裡恣意生長，繁茂無比。目前，萬壽菊則被廣泛用於法國香水中。

化學結構	酮類——萬壽菊酮 萜烴類——檸檬烯、羅勒烯
屬　　性	抗微生物、消炎、抗菌、抗痙攣、促進細胞再生、柔軟皮膚、殺黴菌、殺蟲、降低血壓、鎮靜。
注意事項	非常強勁，用量宜謹慎。
心靈療效	澄清思緒，解除緊張，使人更能控制自己的情緒。
身體療效	一、萬壽菊廣為人知的抗微生物作用，在防病媒蚊蟲方面極有價值，它也可藉此防止傷口受細菌感染。 二、能有效對抗耳朵的感染性疾病，據說還能增進聽力，一般的作用是使感官敏銳。 三、似乎與呼吸系統特別相容。可擴張支氣管，以利黏液流通，疏通阻塞的現象，也能夠減輕咳嗽的不適。 四、顯然能紓解疼痛與扭傷、勞累。它鎮定的作用，也有助於降低高血壓。
皮膚療效	萬壽菊對皮膚是一種很有用的油，它能處理細菌或病毒

的感染，尤其是化膿的情況。它對傷口、割傷的癒合力，大概是來自其消炎的能力，也能清除黴菌感染的病徵。

適合與之調和的精油	洋甘菊、芫荽、乳香、天竺葵、薰衣草、檸檬、菩提花、甜橙、檀香、紅柑、茶樹、依蘭。

75

紅 柑
TANGER-
INE

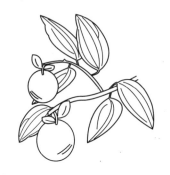

植物種類／萃取部位	水果／果皮
學　　　　名	柑橘屬 Citrus reticulata
科　　　　名	芸香科 Rutaceae
類 比 音 符	中～高音
主 宰 星 球	未知
萃 取 方 法	冷壓法

氣　　味　甜甜，輕快，帶柑橘類特有的刺鼻味。

外　　觀　紅柑和桔來自同樣的植物品種，但紅柑在果類的園藝發展上，屬於較低的等級。紅柑的收穫期較早，約在十一月，色澤偏橘，桔的顏色則較黃一點。這兩種水果氣味相彷，但紅柑的味道較淡，或說較細膩。原產於中國，其精油的最大產地是美國，其次是西西里。不同的是，紅柑無籽，桔則帶籽。

應用歷史與
相 關 神 話　紅柑是由中國經歐洲，然後引進美國。有時，它會被稱為「丹西紅柑」以紀念丹西上校（Colonel G.L.Dancy），因為他是第一位在美國南方播種紅柑的人，時間約在 1871 年左右。

化 學 結 構　醇類──香茅醇、芫荽油醇

醛類——檸檬醛

倍半萜——杜松萜烯

萜烴——檸檬烯

屬　　性	抗菌、抗痙攣、刺激表皮細胞再生、鎮靜、利胃、補身。
注 意 事 項	可能具有光毒性，所以在使用紅柑油護理後，宜避免曝曬於強烈陽光下。
心 靈 療 效	據說有近似催眠的效果，一般有助於紓解壓力和緊張情緒，因為它對神經系統具有安撫的作用。
身 體 療 效	一、紅柑的醫療作用與甜橙、桔多所重疊，三者對消化系統都有良好的效果，能處理各種腸胃問題，如脹氣、腹瀉、便祕，還能刺激膽汁流動，以分解脂肪。 二、是血管系統的補藥，特別是微循環方面，可滋養末梢血管的動脈與靜脈，因此可以活化疲憊疼痛的四肢。 三、是極受孕婦歡迎的按摩油，因為它富含維生素 C。
皮 膚 療 效	紅柑能賦予血液活力，使蒼白的皮膚恢復血色，是一種十分有用的護膚油。可以撫平妊娠紋，尤其是與薰衣草、橙花油調和使用，效果更佳。
適合與之調 和 的 精 油	羅勒、佛手柑、洋甘菊、快樂鼠尾草、乳香、天竺葵、葡萄柚、薰衣草、檸檬、萊姆、橙花、甜橙、玫瑰。

龍艾

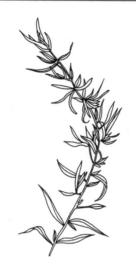

76

龍艾
TARRA-
GON

植物種類／萃取部位	藥草／開花的頂端
學　　　　　名	苦艾屬 Artemisia dracunculus
科　　　　　名	菊科 Compositae
類 比 音 符	高音
主 宰 星 球	火星
萃 取 方 法	蒸餾

氣　　　味　　藥草氣息，頗似洋茴香，帶香料味。

外　　　觀　　龍艾在河邊與溪旁長得最好，它的木質莖可以長到90公分高，橄欖綠的葉子窄而長，長起來繁繁密密地有一大叢，小小的花朵呈白或灰色。雖然原產於中東，有一段時間，龍艾精油都是自俄羅斯來的，但近來，俄羅斯的龍艾已被法國龍艾所取代，因為後者的品質有較佳的口碑。

應用歷史與　　龍艾（Tarragon）又名Estragon，是由征服者摩爾人帶進
相 關 神 話　　西班牙，英國人則在16世紀時，開始熟悉龍艾。它的英文俗名 Tarragon 源於阿拉伯語的 Tharkhoum，而它的拉丁種名Dracunculus則意指「小龍」，也許是因為其根部盤環如龍而得名。無論如何，龍艾對蛇咬傷或狂犬咬傷的傷口很有用。

有一個神話說，龍艾的拉丁屬名源自於一位職掌狩獵和生育的女神。這個女神名叫阿爾特米西亞 Artemisia，而龍艾的屬名就和她的名字一模一樣。它是一種極受歡迎的食用藥草，可做龍艾浸泡醋，塔塔醬（配魚吃的佐料）以及無鹽調理餐。龍艾富含維生素 A 與 C，過去，曾被用來治壞血病，它的根部可在牙痛時派上用場，還曾被用來清除癌細胞。

龍艾在法國香水中，同樣佔有一席之地。

化 學 結 構	酚類——甲基蔞葉酚 萜烯類——羅勒烯、水茴香萜
屬　　　性	抗風溼、抗菌、抗痙攣、開胃、祛脹氣、利消化、利尿、通經、輕瀉、激勵、利胃、驅蠕蟲。
注 意 事 項	使用時間過長有中毒之虞，孕婦應避免使用。
心 靈 療 效	讓人重新出發，揮別麻木和疲憊心情，燃起動力向前邁進。
身 體 療 效	一、一般而言，龍艾精油具有淨化效果。有助於慢性或週期性的困擾，這是由於它有利尿特性，能為腎解毒，改善排尿困難，同時也能解消尿酸的累積，換句話說，就是能預防關節炎。另外，龍艾也能安撫風溼病與神經痛的折磨。

龍
艾

二、當你感覺脆弱、無力或暴怒時，龍艾能有效鎮定你
的消化系統。幫助開胃，控制反胃的感覺、噯氣和
打嗝，有一定的效果。具輕瀉作用，可促進膽汁分
泌以利消化脂肪。

三、對生殖系統的問題相當有效，可調節不規則的經
期，安撫經痛，或許也有助於改善不孕症狀。

皮膚療效	處理流湯的傷口時可派上用場。
適合與之調和的精油	歐白芷、胡蘿蔔籽、洋甘菊、快樂鼠尾草、樅、杜松、薰衣草、萊姆、松、桔、花梨木、馬鞭草。

松　脂
TEREBI-
NTH

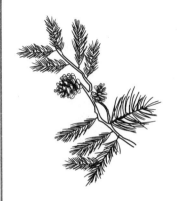

植物種類／萃取部位	樹／	
學　　　　名	松屬	
	Pinus sylvestris	
	Pinus palustris	
	Pinus martima etc	
科　　　　名	松科 Pinaceae	
類 比 音 符	中音	
主 宰 星 球	火星	
萃 取 方 法	蒸餾及溶劑萃取	

氣　　　味	新鮮的氣味，頗似松樹精油，但多了樹脂的味道。

外　　　觀	Turpentine 是由許多不同品種的針葉樹取得樹脂混合而成，這些樹脂再拿去蒸餾後，便讓精油家族再添一支生力軍——松脂。由於需求量龐大，廠商自然大量生產此種精油，它主要的來源是法國和美國。

應用歷史與相關神話	希臘醫者希波克拉提斯和蓋倫，都在活絡油中加入松脂，可能是藉以處理傷口感染。到了近代，即上個世紀時，美國便開始大規模生產松脂精油，美國南部各州擁有廣大的針葉林。松脂油首先被當作一種溶劑，用來稀釋油漆和亮光漆，也用作亮光劑和生產黑色顏料。此外，這種樹脂也被美國的航海工業用以修補木船與船索。 美國的南北戰爭期間，來自南方的供應被切斷之後，北

松脂

方便轉向加州的內華達山脈松林，尋找松脂的來源。當地的工業因而興盛了一段時間，但在南方通路打開之後，他們便好景不再。目前，松脂精油是製藥常用的成份。

化學結構	萜烴類——樟烯、Carene、苦艾萜、楊梅烯、水茴香萜、Terpinolene、松油萜。
屬　　性	止痛、止癢、抗風溼、抗菌、抗痙攣、具香膠特質、促進傷口結痂、利尿、止血、殺蟲、殺寄生蟲、行血以熱身、驅蠕蟲。
注意事項	有些專家認為，松脂精油不宜用以按摩，因為它可能引起皮膚過敏。癲癇患者絕對禁用。
心靈療效	未知。
身體療效	一、松脂所有的功用中，就屬對肌肉和骨骼系統的效果最出名。因為它有止痛和暖身的特性，有助於風溼痛、痛風、神經痛、坐骨神經痛和一般性的肌肉痠痛。 二、促使體內排出痰液，特別是在罹患支氣管炎時。有助於胸腔出血及其他一般性的呼吸道問題，也可改善百日咳和喉嚨痛。 三、對泌尿道而言，是一種有效的抗菌劑，減輕膀胱

炎、少尿、尿道炎的困擾。據說可消解膽結石。也
有助於改善產後常見的白帶及陰道感染。

四、有益於消化道，有效解決長期的便秘、脹氣與結腸
炎，據說也能清除腸內的寄生蟲。

五、可在流鼻血時止血，瓦涅醫生聲稱它可以控制血友
病。

皮 膚 療 效	促使受感染的傷口癒合。
適合與之調和的精油	安息香、樟樹、絲柏、尤加利、薑、薰衣草、野馬鬱蘭、迷迭香、百里香。

78

百里香
THYME

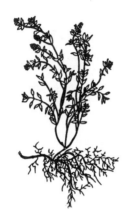

植物種類／萃取部位	藥草／花和葉
學　　　　名	百里香屬 Thymus vulgaris
科　　　　名	唇形科 Labiatae
類 比 音 符	中～高音
主 宰 星 球	金星
萃 取 方 法	蒸餾

氣　　味	相當甜而且強烈的藥草香。

外　　觀　百里香的品種極多，全都由原產於南歐的野百里香（Thymus serphyllum）所分生出來。現在，百里香多栽種於英國、美國和法國，莖長 20 公分，長著迴旋狀的灰綠色葉片，花朵為白色或粉紫色。白百里香油是紅百里香油淨化後的產品。

應用歷史與相關神話　百里香在古代藥典中出現的時間很早，它也是香水的成分之一。事實上，百里香其名之希臘字根即為「使之芬芳」。它也被當作薰香使用，在希臘神祇的神壇前燃燒。另一神話說，百里香是特洛伊戰爭中，海倫的串串珠淚所生成。埃及人認為它用來保存屍體很有效，也許是由於它有強勁的防腐作用。

據說，是羅馬人將百里香引進歐洲各地。在騎士時代，

百里香被贈予馬上的騎士，賜給他們勇氣。它強烈的抗菌特質，讓它在中世紀後期的司法系統裏扮演了很重要的角色，法官通常會帶著成束的百里香上法庭，以防細菌感染。它也被用在較嚴重的一些疾病，如癱瘓、多重硬化、麻瘋病，及肌肉萎縮。

化 學 結 構	醇類——龍腦、芫荽油醇 酚類——香荊芥酚、百里酚 萜烯——丁香油烯、繖花烯、松油烯
屬　　性	抗微生物、抗風溼、抗菌、抗痙攣、抗腐敗、抗昆蟲毒液、開胃、催情、殺菌、鎮咳、利心臟、退腸胃脹氣、促結疤、利尿、通經、祛痰、升高血壓、殺蟲、激勵、強身、驅蠕蟲。
注 意 事 項	非常強勁的精油，最強的抗菌劑之一，長期使用恐有中毒之虞。吸入法可能比按摩或泡澡妥當，因為它可能會刺激皮膚與黏膜組織。高血壓患者和孕婦禁用。
心 靈 療 效	強化神經，活化腦細胞，因此能提高記憶力和注意力。提振低落的情緒、筋疲力竭的感覺、以及挫敗的沮喪感。據說，可釋放禁錮的心靈，撫慰心靈的創傷。
身 體 療 效	一、可強化肺臟，治療感冒、咳嗽、喉嚨痛，尤適於處理扁桃腺炎、喉炎、咽　炎、支氣管炎、百日咳及

氣喘。是相當「熱性」的精油，能夠止痰。

二、能刺激白血球的製造，協助身體抵禦疾病，控制細菌的蔓延，有益於免疫系統。

三、對循環有幫助，提升過低的血壓。可用於風溼、痛風、關節炎與坐骨神經痛，因其激勵與利尿的特性可幫助排除尿酸。用來熱敷，能減輕痛苦的關節腫脹。另外，可以止鼻血。

四、振奮消化系統，是小腸的抗菌劑，對於胃部的感染性疾病，療效特別優越。驅逐蠕蟲，改善消化不良、遲滯的消化作用、脹氣、以及因胃痛引起的頭痛。是尿道的抗菌劑，也對膀胱炎有所助益。

五、似能減輕月經方面的不適症狀，如流量過少、白帶過多。據說還能幫助生產，可加速臨盆，順利排出胞衣，其淨化作用也有助於流產的情況。

皮膚療效	頭皮的補藥，對頭皮屑和抑制落髮十分有效。可使傷口、瘡、溼疹、癬和癤早日康復。
適合與之調和的精油	佛手柑、雪松、洋甘菊、杜松、檸檬、綠花白千層、桔、香蜂草、迷迭香、茶樹。

79

茶 樹
TI-TREE

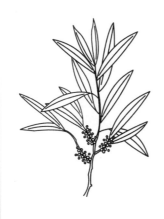

植物種類／萃取部位	樹／葉
學　　　名	白千層屬 Melaleuca alternifolia
科　　　名	桃金孃科 Myrtaceae
類 比 音 符	高音
主 宰 星 球	未知
萃 取 方 法	蒸餾

氣　　味	新鮮、清新，略為刺鼻。
外　　觀	非常有用的精油，有時也拼成 Tea Tree，但與茶杯中的「茶」無關，也不是山茶花的「茶」。這種矮小的樹源自新南威爾斯，和絲柏很像。它能長到 6 公尺高，在低溼地帶長得特別茂盛，但現在多被培育於林場。生命力極強，砍掉後仍繼續欣欣向榮，兩年後便能再次採收。茶樹精油只產於澳洲。
應用歷史與相關神話	澳洲的原住民在很久以前就認識茶樹的好處，當世人都還當它是野草時，他們就懂得用茶樹的葉子治療感染的傷口。它在 1927 年左右被介紹到歐洲，卓越的抗菌性很快就受到矚目。移民至澳洲的英國人也師法原住民的智慧，並發現醫療配備短缺時，茶樹的葉片可用來救急。茶樹是芳香療法中的新角色，但它受歡迎的程度與日俱

茶樹

增，因為茶樹刺激免疫系統的效果非常好。澳洲、美國和法國都在研究茶樹抗感染、抗黴菌的效力，特別是用來治療各種皮膚病的效力。

二次大戰時，茶樹是派至熱帶地區的軍隊及軍火工廠治皮膚損傷的必備良藥。常被用於外科及牙科手術，也常出現在肥皂、除臭劑、清潔劑與空氣芳香劑中。

化 學 結 構	醇類——松油醇 II 氧化物——桉油醇 萜烯——纖花烯、松油萜、松油烯
屬　　　性	抗生素、抗搔癢、抗菌、抗病毒、殺菌、具香膠特質、促結痂、興奮、袪痰、殺黴菌、殺蟲、激勵、促發汗。
注 意 事 項	在皮膚的敏感部位，可能引起刺激反應。
心 靈 療 效	使頭腦清新、恢復活力，尤其適用於受驚嚇的情況。
身 體 療 效	一、茶樹精油最重要的用途，是幫助免疫系統抵抗傳染性的疾病，策動白血球形成防護線，以迎戰入侵的生物體，並可縮短罹病的時間，為強效的抗菌精油。用排汗的方式將毒素逐出體外，流行性感冒、唇部疱疹、黏膜發炎時建議使用此油。也能用以治療腺體發熱和牙齦發炎。 二、雖然不能治癒 AIDS 病患，但可強化他們的免疫系

統，當然，這必須由合格的醫療人員來執行。

三、在開刀前用茶樹精油按摩，有助於強化身體，開刀後使用，則可安撫驚恐的情緒。它強勁的抗病毒與殺菌特性，可治療持續性感染，幫助病毒感染後的虛弱狀態，讓身體在復原的階段增添活力。

四、具有抗黴菌的特性，可清除陰道的念珠菌感染，一般而言，對生殖器感染很有幫助。也可淨化尿道，改善膀胱炎。解除生殖器與肛門的搔癢，也能紓緩一般性的搔癢，如水痘和昆蟲叮咬的紅疹。

五、據說能保護接受 X 光治療的乳癌患者，能顯著減少疤痕。在治療前抹上茶樹精油，可在皮膚上形成一層保護膜，這層保護膜能阻擋 X 光穿透過深。

六、減輕耳炎，亦即中耳的感染，這種感染常伴隨著扁桃腺的疼痛。減輕腸的發炎現象，並可驅逐腸內的寄生蟲。

皮膚療效	淨化效果絕佳，改善傷口感染的化膿現象，以及癤和癰。清除水痘和帶狀疱疹所引起的小痘痘和不潔部位。可應用於灼傷、瘡、曬傷、癬、疣、圓癬、疱疹和香港腳。也可治療頭皮過乾與頭皮屑。
適合與之調和的精油	肉桂、絲柏、丁香、尤加利、薑、薰衣草、檸檬、桔、橙、迷迭香、百里香。

馬
鞭
草

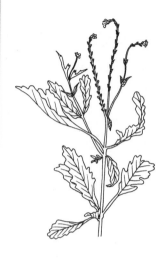

80

馬鞭草
VERBENA

植物種類／萃取部位	灌木／莖與葉
學　　　　　名	過江藤屬 Lippia citriodora
科　　　　　名	馬鞭草科 Verbenaceae
類 比 音 符	高音
主 宰 星 球	金星
萃 取 方 法	蒸餾

氣　　味　聞來像是個甜檸檬。

外　　觀　小小的灌木長滿茂盛的葉子，比較不耐霜寒。其葉淡綠，略有皺摺，花朵則帶淺淺的粉紅。18世紀時，由南美洲引進歐洲，大部份的精油產自阿爾及利亞和西班牙。有時候會和下列兩種植物混淆——Vervain 及異國馬鞭草（即山雞椒）。

應用歷史與相關神話　馬鞭草學名中的屬名過江藤（Lippia），本是一位歐洲醫生的名字「利皮亞」，這位醫生生於1678年，是位植物學家。而其種名 Citriodora，指的正是它柑橘類般的香氣。馬鞭草又被稱為檸檬馬鞭草，18世紀開始，替英國的花園點綴不少風情。它在歐洲大陸是很受歡迎的飲料成份，也可調味烈酒，女巫則利用它的催情特性來調製春藥。

馬鞭草也是乾燥花裏的重要材料，可以驅離細菌，其他常和馬鞭草一起製成乾燥花的植物，還包括肉桂、丁香、杜松、檸檬、薰衣草、百里香及檀香。過去，馬鞭草曾被用於發炎的眼睛和鵝口瘡上。

現在，馬鞭草油的主要用途是製造肥皂與香水，由於這種植物的油含量較低，其價錢自然較昂貴。

化 學 結 構	醇類——龍腦、牻牛兒醇、芫荽油醇、橙花醇 醛類——檸檬醛 萜烯——苦艾萜、檸檬烯、楊梅烯
屬　　　性	抗菌、抗痙攣、催情、利消化、使皮膚柔軟、退燒、利肝、殺蟲、鎮靜、利胃、補身。
注 意 事 項	最近的藥學實驗已證實，馬鞭草油具有光毒性，其強勁的程度足以使皮膚呈現敏感反應，最好不要在按摩時使用馬鞭草油。
心 靈 療 效	消弭沮喪情緒的效果聞名，因為它對副交感神經系統有調節和安撫的作用。它使人情緒放鬆、清新振奮，得以從容面對壓力。
身 體 療 效	一、作用於消化系統，控制胃部痙攣與絞痛，克服反胃、消化不良、和脹氣，並刺激胃口，促進膽汁分泌以分解脂肪。使肝臟降溫，進而減輕發炎和感染

的現象，如肝硬化。也許對酒精中毒或酒癮也有益
處。

二、有助於呼吸系統，像是支氣管炎、鼻塞、鼻竇充血
等。據說能預防抽搐，安撫氣喘引起的咳嗽。

三、可穩定心悸，改善神經性的失眠。馬鞭草油出名的
催情作用，也許是源自它鎮定潛在緊張之能力。

皮膚療效	明顯柔軟皮膚，減輕浮腫現象，也有護髮的功能。
適合與之調和的精油	羅勒、佛手柑、洋甘菊、天竺葵、葡萄柚、薰衣草、萊姆、橙花、玫瑰草、玫瑰、迷迭香、依蘭。

81

岩蘭草
VETIVERT

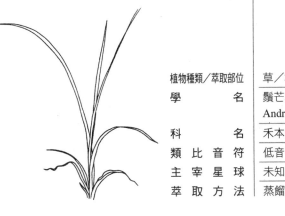

植物種類／萃取部位	草／根
學　　　　名	鬚芒草屬 Andropogon muricatus
科　　　　名	禾本科 Gramineae
類 比 音 符	低音
主 宰 星 球	未知
萃 取 方 法	蒸餾

氣　　味	深沈的煙味，泥土的氣息。

外　　觀	你可以在熱帶地區發現這種野草，像是印度、大溪地、爪哇、海地等。美洲所栽種的少量岩蘭草，主要是製成香袋出售。因為它的精油很難與水分離，所以這種植物的精油產量很少。岩蘭草的根愈老，萃取出的油愈好，其氣味也是愈陳愈香。

應用歷史與 相 關 神 話	以「鎮靜精油」的稱號為人所知，顯然它的安撫作用的確出眾。在加爾各答，人們用岩蘭草編成遮雨篷和遮陽篷，他們稱為「庫斯－庫斯」（Kus－Kus）。在炎熱的天氣裏，「庫斯－庫斯」被灑過水後，會散發出一股細緻的幽香。印度的回教徒把岩蘭草根磨成粉後，放在香包中以防蟲防蛾。爪哇的人們用岩蘭草根編蓆子、做茅草屋頂，已有數百年的歷史。大溪地原住民則偏好用岩

蘭草的草葉部分，來搭蓋屋頂。

有一種遠近馳名的歐洲香水名為「印度回教徒」，其中的成份便含有岩蘭草、檀香、安息香、百里香和玫瑰。實際上，岩蘭草常被用為香水中的定香劑。

第一次世界大戰以前，爪哇出口大量的乾岩蘭草根到歐洲，以供蒸餾精油，但由於航線擁擠，爪哇開始在當地自行蒸餾岩蘭草根，當地人叫它「阿卡‧汪奇」（Akar wangi）。

化學結構	酸類——安息香酸
	醇類——岩蘭草醇
	醛類——糖醛
	酮類——岩蘭草酮
	倍半萜類——岩蘭草烴

屬　　性　抗菌、催情、利神經、鎮靜、補身。

注意事項　未知。

心靈療效　這是一種鎮靜的精油，也是對抗壓力和緊張極為著名的特效藥。可以在演講前或看牙醫前使用，因為它能夠穩定神經。也可幫助那些自覺失去平衡，心裏不踏實的人們。一些比較深層的心理問題，可藉岩蘭草油獲得改善，特別是極度敏感和茫然無措的情況。

身 體 療 效	一、它對中樞神經的平衡作用，可為使用者注入一種安定的感覺。也許能幫助人們擺脫對鎮靜劑的依賴，據說還可以清氣。氣是一種環繞全身的能量場域，岩蘭草精油強化一個人的「氣」，有助於抵禦疾病的侵擾。 二、除了鎮靜的作用之外，岩蘭草精油對心力交瘁狀態的恢復同樣有益。它藉著強化紅血球喚醒身體的機能，因為紅血球是傳輸氧氣至全身各個系統的重要媒介。活血行血的功能，可以解除肌肉痠痛，也有益於風溼病及關節炎的疼痛。 三、滋補生育系統的聲譽卓著，岩蘭草精油放鬆的特性，也有助於許多妨礙性行為的緊張狀態。一般而言，可以幫助身體恢復健康，主要是由於它能改善失眠，促進酣睡。
皮 膚 療 效	可治療粉刺。
適合與之調和 的 精 油	安息香、乳香、白松香、天竺葵、葡萄柚、茉莉、薰衣草、廣藿香、玫瑰、花梨木、檀香、紫羅蘭、依蘭。

紫羅蘭

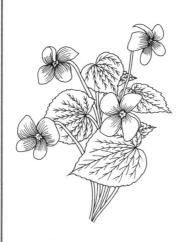

82 紫羅蘭 VIOLET

植物種類／萃取部位	花／葉
學　　　　名	菫菜屬 Viola odorata
科　　　　名	菫菜科 Violaceae
類 比 音 符	低～中音
主 宰 星 球	金星
萃 取 方 法	脂吸法

氣　　味

乾而甜，有點像乾草。

外　　觀

紫羅蘭的品種眾多，遍佈世界，不過它大部分的精油主要產自法國和埃及。這種植物性喜潮溼的林地及陰暗的地方，長有長莖、墨綠色的心形葉，以及纖巧的藍色或紫色花朵。

應用歷史與相關神話

紫羅蘭在古希臘是富饒多產的象徵，雅典以它做為徽章旗幟上的標記。羅馬人也很看重紫羅蘭，把它種在大蒜、洋蔥之間。克里特人則把它們用於皮膚保養方面，他們將紫羅蘭花浸在羊奶中，當成乳液使用。然而，盎格魯‧薩克遜人則將它視為抵抗邪靈的救星。

雖然它是瑪麗－安托瓦內特（法王路易十六的皇后）所喜愛的香水，拿破崙仍然拿紫羅蘭來做他宴席上的徽章。19世紀的人們以紫羅葉熱敷惡性腫瘤的部位來減輕

痛楚。到了晚近時期，製成甜食的紫羅蘭則被用於胸腔方面的問題。香水工業所使用的紫羅蘭有兩種－帕瑪及維多利亞。帕瑪的氣味較受歡迎，但是比較強壯的維多利亞種則在本世紀逐漸流行起來。

化學結構	酸類——水楊酸 醇類——苯甲醇 酮類——Parmone 酚類——丁香酚
屬　　性	抗菌、催情、止咳、利尿、催吐、化痰、輕瀉（通便）、治胸腔疾病、鎮靜。
注意事項	未知。
心靈療效	它鎮靜的屬性可以克服失眠的困擾，並弭平憤怒、焦慮的感受。重建友誼的作用廣為人知。
身體療效	一、紫羅蘭和腎臟頗為相容，可發揮淨化尿液的效果，因此有助於膀胱炎，特別是在下背部感到尖銳疼痛時。它也可以驅散體內一般性的阻塞現象，有輕瀉的作用，另外還可催吐。經常用作肝臟的解毒劑（消除充血現象），有助於清除黃疸及偏頭痛。 二、對呼吸道頗有益處，有助於過敏性的咳嗽及百日咳，尤其適用於呼吸方面的問題，如呼吸急促。安

撫喉嚨發炎、聲音嘶啞與胸膜炎，可分解黏液、化痰。

三、能夠減輕頭部的充血鬱塞，處理頭痛及突然發作的暈眩，也許在癲癇的問題上也能派上用場。

四、一般相信紫羅蘭是非常強勁的催情劑，有益於性方面的障礙，恢復性慾的功能相當有名。應可幫助停經期間的一些症狀，如易怒和臉部潮紅等。據說也有止痛的作用，因此能安撫風溼痛、纖維瘤及痛風。

皮膚療效	強勁的抗菌劑，有益於傷口、淤青、阻塞的皮膚、腫脹與發炎，據說還能改善乳頭龜裂。
適合與之調和的精油	安息香、香茅、乳香、葡萄柚、茉莉、薰衣草、檸檬、甜橙、檀香、馬鞭草、玫瑰。

83

西洋蓍草
YARROW

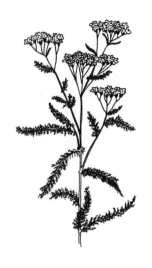

植物種類／萃取部位	灌木／開花的頂部
學　　　　名	蓍屬 Achillea millefolium
科　　　　名	菊科 Compositae
類 比 音 符	高音
主 宰 星 球	金星
萃 取 方 法	蒸餾

氣　　味	略甜、帶香辛料味。

外　　觀	這是鄉間小路旁常見的矮樹叢，主要產於歐洲、西亞及北美。它可以長到 90 公分高，羽狀葉，看來像蕨類一般，粉紅色與白色的花成束地長在它有稜有角的粗莖上。它也被叫做「多葉鋸草」，顯然是因為它羽狀葉的外觀而得名。

應用歷史與相關神話	西洋蓍草常和算命卜卦連在一起，蘇格蘭人用它做護身符或幸運符。人們認為它有驅逐邪靈的威力，教會也借重它來與惡魔對抗。年輕的少女，會滿懷希望地把西洋蓍草藏於枕下，夢想由它的魔力召來真愛。希臘神話中提到，阿基利斯在特洛伊戰事期間，以西洋蓍草為士兵療傷。類似的情況，盎格魯薩克遜人會以鐵療傷。有趣的是，西洋蓍草以「軍隊的藥草」為人所熟知。

它的名聲建立在萬靈丹似的作用上，千百年來，一直被用於處理各式各樣的病症，包括了肺癌、糖尿病、重感冒，甚至被人當作嗅劑以引發鼻血──毫無疑問，這乃是一種放血的技巧。瑞典人把它加在啤酒中以增添刺激性。

化學結構 醇類──龍腦
氧化物──銨油醇
倍半萜──天藍烴（甘菊藍）
萜烴──檸檬烯、松油萜

屬　　性 抗炎、抗菌、抗痙攣、收斂、促進膽汁分泌、利尿、化痰、退燒、激勵、補身。

注意事項 長時間使用會導致頭疼，並會刺激敏感皮膚，對孕婦而言作用太強，不適合在懷孕期間使用。

心靈療效 情緒低落時，或可提供一些幫助。

身體療效 一、是種整體性的補藥，因為西洋蓍草能直接影響骨髓並促進血液的更新。它可說是血管系統的補藥，可改善循環方面的一些毛病，如靜脈曲張、痔瘡等。
二、對女性生殖系統極有貢獻，因為西洋蓍草具有類似荷爾蒙的作用。可改善不規則的經期，尤其是流量過多的問題，以及更年期的問題、卵巢發炎、子宮

脫垂和子宮肌瘤。

三、能刺激胃與腸的腺體分泌，進而改善暹滯的消化功
　　能。平衡影響消化系統的神經，促進腸胃的吸收與
　　消化汁液的分泌，有助於絞痛和脹氣。刺激膽汁分
　　泌而使脂肪分解消化，也能使人開胃。它收斂的特
　　性，有助於止住腹瀉。

四、可用於發熱型的感冒和感冒時的頭疼，疏通汗腺，
　　增加排汗，進而達到淨化和降溫的效果。

五、據說能平衡尿液的流動，有益於尿液滯留和尿失
　　禁。

六、它紓解疼痛的特性，也可在背痛、風溼痛及頭痛時
　　派上用場。

七、據說，蚊子不喜歡西洋蓍草的味道，因此可用來驅
　　蚊。

皮膚療效	可治療發炎的傷口、割傷、龜裂的皮膚，以及潰瘍，雖然緩慢但確實有效。它收斂的屬性可平衡油性皮膚，另外，它也是知名的頭皮滋潤劑，可刺激毛髮生長，進而改善落髮、甚至禿頭的問題。
適合與之調和的精油	歐白芷、快樂鼠尾草、杜松、檸檬、香蜂草、迷迭香、龍艾、馬鞭草。

84

依 蘭
YLANG-
YLANG

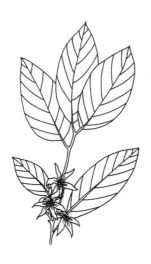

植物種類／萃取部位	樹／花
學　　　　　名	Cananga odorata
科　　　　　名	番荔枝科 Anonaceae
類 比 音 符	低～中音
主 宰 星 球	金星
萃 取 方 法	蒸餾

氣　　　味	甜甜的花香，帶著異國風情的厚重感。

外　　　觀	這種小小的熱帶樹木，依不同品種而有粉紅、藍紫以及鮮黃的花朵，但黃花所萃取的精油較佳。這些花朵第一次蒸餾所得的精油品質最好，其後所得之精油療效相似，但香味比較遜色，通常稱這些較差的油為Cananga。這種半野生的樹種木質堅脆，常見於南海的島嶼如西塞爾、模里西斯、大溪地及菲律賓，菲律賓所產的依蘭精油是最好的依蘭精油。

應用歷史與 相 關 神 話	這種「花中之花」語音源自馬來語的「Alang-ilang」，形容這種花懸吊搖曳的風姿。這種樹顯然是「東方的王冠」，又名「香水樹」。在南海一帶的婦女，都用依蘭精油調以椰子油來整理頭髮。在歐洲，它也是髮油中的成分之一。

印尼人有個很可愛的傳統，他們總會在新婚夫妻的床上遍灑依蘭花瓣，他們這麼做的目的，可想而知是借重依蘭出名的催情效果。1900 年以前，菲律賓獨占依蘭的世界貿易市場。雖然依蘭有時又被稱作「窮人的茉莉」，但事實上，它總是出現於高級香水中。

化學結構	酸類——安息香酸 醇類——麝子油醇、牻牛兒醇、芫荽油醇 酯類——乙酸苯酯 酚類——丁香酚、黃樟腦 倍半萜——杜松萜烯 萜烴——松油萜。
屬　　性	抗憂鬱、抗菌、催情、降低血壓、鎮靜。
注意事項	使用過度可能導致頭痛和反胃。可能會刺激敏感皮膚，不建議用在發炎的皮膚狀態和溼疹上。
心靈療效	適合在容易興奮的情況下使用，可調節腎上腺素的分泌，放鬆神經系統，使人感到歡愉。可紓解憤怒、焦慮、震驚、恐慌以及恐懼的情緒。
身體療效	一、依蘭精油在平衡荷爾蒙方面的聲譽卓著，用以調理生殖系統的問題極有價值。基本上，可稱為子宮之補藥，用在剖腹生產之後，能給產婦一種溫暖的感

依
蘭

受。據說，還能保持胸部不易下垂。

二、抗沮喪和催情的特性，用來幫助改善性冷感和性無能十分有名。

三、對呼吸急促和心跳急促特別有效，其鎮定的特性，也能降低高血壓。整體而言，對神經系統有放鬆的效果，但使用時間過長反而會引起反效果。

四、抗菌的特質似乎對腸道感染也頗為有益。

皮膚療效 | 是一種多功能的精油，由於能平衡皮脂分泌，所以對油性和乾性皮膚都有幫助。對頭皮也有刺激及補強的效果，使新生的頭髮更具光澤。

適合與之調和的精油 | 佛手柑、葡萄柚、茉莉、薰衣草、檸檬、香蜂草、橙花、橙、廣藿香、玫瑰、花梨木、檀香。

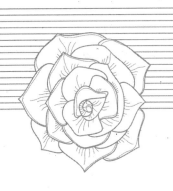

特別附錄

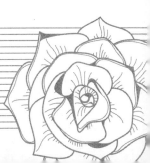

調　油

　　每一類組內的精油均能調和得當，而緊鄰的兩組也適合互相調配。

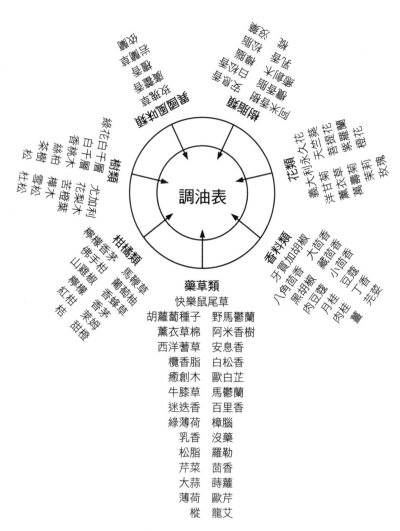

樟腦薄荷類

薄荷樟腦類

樹類
綠花白千層　白千層　香桃木　尤加利　絲柏　花梨木　苦橙葉　茶樹　樺木　冰片　杜松　松

花類
義大利永久花　天竺葵　菩提花　茉莉蘭　橙花
洋甘菊　薰衣草　萬壽菊　茉莉　玫瑰

調油表

柑橘類
檸檬香茅　佛手柑　山雞椒　葡萄柚　馬鞭草　香蜂草　檸檬　萊姆　紅柑　甜橙　枯

香料類
牙買加胡椒　大茴香　藏茴香　小茴香
八角茴香　黑胡椒　肉豆蔻　豆蔻　丁香　芫荽
肉桂　月桂　薑

藥草類

快樂鼠尾草	
胡蘿蔔種子	野馬鬱蘭
薰衣草棉	阿米香樹
西洋蓍草	安息香
欖香脂	白松香
癒創木	歐白芷
牛膝草	馬鬱蘭
迷迭香	百里香
綠薄荷	樟腦
乳香	沒藥
松脂	羅勒
芹菜	茴香
大蒜	蒔蘿
薄荷	歐芹
樅	龍艾

附註：此處分類是以氣味為主而非以植物科屬為主

精油與皮膚類型

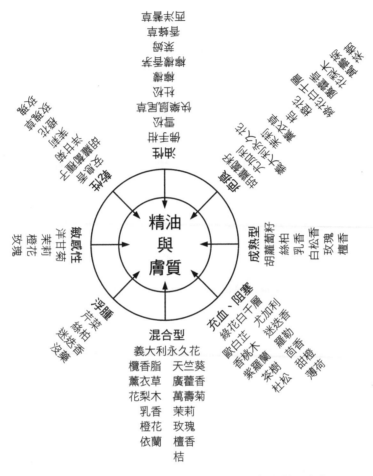

一般有益皮膚者
歐白芷
羅勒
茴香
乳香
天竺葵

一般有益頭皮者
雪松
洋甘菊
快樂鼠尾草
香蜂草
迷迭香
茶樹
西洋蓍草
依蘭

精油功能索引

麻醉（止痛）Anaesthetic：
　　肉桂、丁香、薄荷

止痛 Analgesic：
　　羅勒、月桂、佛手柑、樺木、樟樹、黑胡椒、白千層、洋甘菊、丁香、芫荽、尤加利、白松香、天竺葵、薑、醒目薰衣草、薰衣草、馬鬱蘭、綠花白千層、肉豆蔻、野馬鬱蘭、薄荷、玉桂子、迷迭香、松脂

節慾（降低性慾）Anaphrodisiac：
　　馬鬱蘭

抗酸（抑制體內的酸性）Antiacid：
　　檸檬

抗過敏（減輕過敏的症候）Antiallergenic：
　　洋甘菊、香蜂草

抗菌（抑制身體的感染現象）Antibiotic：
　　大蒜、茶樹

抗凝血（預防血液凝結）Anticoagulant：
　　天竺葵

抗抽搐 Anticonvulsive：
　　洋甘菊、快樂鼠尾草、薰衣草

抗抑鬱（振奮）Antidepressant：
　　羅勒、佛手柑、香茅、快樂鼠尾草、天竺葵、葡萄柚、茉莉、薰

衣草、檸檬香茅、山雞椒、香蜂草、橙花、廣藿香、苦橙葉、玉桂子、玫瑰、迷迭香、花梨木、依蘭

抗牙疼 Antidontalgic：
　　白千層、肉桂、丁香、肉豆蔻、薄荷、玉桂子

止吐 Antiemetic：
　　洋茴香、八角茴香、黑胡椒、洋甘菊、肉桂、丁香、茴香、薑、肉豆蔻

退奶 Antigalactagogue：
　　薄荷、鼠尾草

抗微生物（減少微生物）Antimicrobe：
　　沒藥、萬壽菊、百里香

抗神經痛 Antineuralgic：
　　月桂、白千層、丁香、檸檬

抗炎（減輕發炎現象）Antiphlogistic：
　　芹菜、洋甘菊、快樂鼠尾草、尤加利、茴香、癒創木、義大利永久花、薰衣草、沒藥、廣藿香、薄荷、松、玫瑰、檀香、薰衣草棉、萬壽菊、西洋蓍草

防腐（延緩動植物的腐敗）Antiputrefactive：
　　肉桂、百里香

止癢 Antipruritic：
　　洋甘菊、檸檬、綠薄荷、松脂、茶樹

抗風溼（減輕風溼痛）Antirheumatic：
　　白千層、芹菜、洋甘菊、絲柏、尤加利、大蒜、癒創木、牛膝

草、杜松、檸檬、薰衣草、綠花白千層、野馬鬱蘭、松、迷迭香、鼠尾草、龍艾、松脂、百里香

抗硬化（預防因慢性發炎導致的組織硬化）Antisclerotic：

大蒜、檸檬

抗壞血病（預防壞血病）Antiscorbutic：

樅、薑、檸檬、萊姆

抗菌、防腐（預防組織退化、控制感染現象）Antiseptic：

羅勒、佛手柑、樺木、黑胡椒、白千層、樟樹、雪松、洋甘菊、肉桂、快樂鼠尾草、丁香、絲柏、尤加利、茴香、樅、乳香、大蒜、天竺葵、薑、牛膝草、茉莉、杜松、薰衣草、檸檬、檸檬香茅、萊姆、馬鬱蘭、沒藥、香桃木、橙花、綠花白千層、肉豆蔻、野馬鬱蘭、玫瑰草、歐芹、薄荷、松、玫瑰、迷迭香、花梨木、鼠尾草、檀香、萬壽菊、松脂、茶樹、百里香、馬鞭草、岩蘭草、西洋蓍草。

抗痙攣 Antispasmodic：

歐白芷、洋茴香、羅勒、月桂、佛手柑、黑胡椒、白千層、樟樹、藏茴香、豆蔻、洋甘菊、快樂鼠尾草、丁香、芫荽、蒔蘿、尤加利、茴香、薑、茉莉、杜松、牛膝草、薰衣草、菩提花、桔、馬鬱蘭、橙花、肉豆蔻、甜橙、野馬鬱蘭、歐芹、薄荷、苦橙葉、玫瑰、迷迭香、鼠尾草、檀香、綠薄荷、萬壽菊、紅柑、松脂、百里香、馬鞭香、西洋蓍草

止汗 Antisudorific：

快樂鼠尾草、絲柏、鼠尾草

抗蛇毒（中和毒素）Antivenomous：

羅勒、百里香

抗病毒（控制病毒生物體）Antiviral：

欖香脂、尤加利、大蒜、義大利永久花、薰衣草、穗狀花序薰衣草、萊姆、玫瑰草、茶樹

開胃（增進食慾）Aperitif：

月桂、藏茴香、豆蔻、丁香、茴香、薑、肉豆蔻、野馬鬱蘭、鼠尾草、百里香、龍艾

催情（增進性慾）Aphrodisiac：

歐白芷、洋茴香、羅勒、黑胡椒、豆蔻、歐芹、肉桂、快樂鼠尾草、丁香、小茴香、薑、癒創木、茉莉、杜松、肉豆蔻、橙花、歐芹、廣藿香、玉桂子、玫瑰、花梨木、檀香、百里香、馬鞭草、荳蘭草、紫羅蘭、依蘭

收斂（使組織收縮、緊實）Astringent：

月桂、安息香、樺木、藏茴香、雪松、絲柏、乳香、天竺葵、癒創木、牛膝草、義大利永久花、杜松、檸檬、萊姆、沒藥、香桃木、廣藿香、薄荷、玫瑰、迷迭香、鼠尾草、檀香、西洋蓍草

殺菌 Bacteriacide：

羅勒、小茴香、欖香脂、大蒜、尤加利、義大利永久花、薰衣草、檸檬、檸檬香茅、萊姆、沒藥、香桃木、橙花、綠花白千層、玫瑰草、玫瑰、花梨木、茶樹

具治癒、安撫及軟化作用 Balsamic：

白千層、快樂鼠尾草、欖香脂、尤加利、癒創木、沒藥、綠花白千層、松樹、松脂、茶樹

止咳 Bechic：

薑、牛膝草、菩提花、野馬鬱蘭、檀香、百里香

利心臟（對心臟具有激勵效果）Cardiac：

洋茴香、黑胡椒、藏茴香、樟腦、肉桂、牛膝草、肉豆蔻、百里香

袪腸胃脹氣 Carminative：

歐白芷、洋茴香、八角茴香、羅勒、佛手柑、黑胡椒、藏茴香、豆蔻、胡蘿蔔籽、芹菜、洋甘菊、肉桂、丁香、芫荽、小茴香、蒔蘿、茴香、白松香、薑、牛膝草、杜松、檸檬、檸檬香茅、馬鬱蘭、香蜂草、香桃木、肉豆蔻、甜橙、野馬鬱蘭、歐芹、薄荷、牙買加胡椒、迷迭香、綠薄荷、龍艾、百里香

灼熱、腐蝕 Caustic：

丁香

利腦（激勵且澄清思緒）Cephalic：

羅勒、豆蔻、牛膝草、馬鬱蘭、薄荷、迷迭香、花梨木

利膽（促進膽汁生成）Cholagogue：

月桂、洋甘菊、大蒜、義大利永久花、薰衣草、薄荷、玫瑰、迷迭香、西洋蓍草

促進傷口結痂 Cicatrisant：

佛手柑、白千層、洋甘菊、丁香、絲柏、尤加利、乳香、大蒜、天竺葵、牛膝草、杜松、薰衣草、醒目薰衣草、檸檬、綠花白千層、廣藿香、迷迭香、鼠尾草、松脂、茶樹

強心（補強心臟）Cordial：

安息香、佛手柑、薰衣草、馬鬱蘭、香蜂草、橙花、薄荷、迷迭香、茶樹

促進皮膚細胞再生 Cytophylactic：

胡蘿蔔種子、乳香、天竺葵、義大利永久花、薰衣草、桔、玫瑰草、橙花、玫瑰、萬壽菊、紅柑

減輕充血（紓解鼻腔黏液）Decongestant：

白千層、尤加利、大蒜、薰衣草、穗狀花序薰衣草、菩提花、綠花白千層、薄荷、松樹

除臭 Deodorant：

安息香、佛手柑、香茅、快樂鼠尾草、芫荽、絲柏、尤加利、天竺葵、薰衣草、檸檬香茅、沒藥、橙花、廣藿香、松樹、花梨木、苦橙葉

清血 Depurative：

樺木、藏茴香、胡蘿蔔籽、芫荽、小茴香、尤加利、杜松、檸檬、歐芹、玫瑰、鼠尾草

排毒（中和毒性物質）Detoxicant：

黑胡椒、茴香、乳香、杜松、薰衣草

幫助消化 Digestive：

洋茴香、羅勒、佛手柑、黑胡椒、藏茴香、豆蔻、洋甘菊、快樂鼠尾草、小茴香、蒔蘿、檸檬香茅、桔、馬鬱蘭、香蜂草、橙花、甜橙、歐芹、迷迭香、龍艾、馬鞭草

消毒（滅除細菌）Disinfectant：

樺木、藏茴香、丁香、蒔蘿、杜松、萊姆、沒藥、松樹

利尿 Diuretic：

歐白芷、月桂、安息香、樺木、黑胡椒、胡蘿蔔籽、雪松、芹菜、洋甘菊、絲柏、尤加利、茴香、白松香、大蒜、天竺葵、癒創木、牛膝草、杜松、薰衣草、檸檬、檸檬香茅、菩提花、歐芹、廣藿香、松樹、玫瑰、迷迭香、鼠尾草、檀香、松脂、紫羅蘭、西洋蓍草

催吐 Emetic：

紫羅蘭、玫瑰

通經（促進並調節經血流通）Emmenagogue：

歐白芷、羅勒、月桂、藏茴香、胡蘿蔔籽、洋甘菊、肉桂、快樂鼠尾草、小茴香、茴香、白松香、牛膝草、茉莉、杜松、薰衣草、馬鬱蘭、沒藥、肉豆蔻、野馬鬱蘭、歐芹、薄荷、玫瑰、迷迭香、鼠尾草、薰衣草棉、龍艾、百里香

安撫並軟化皮膚 Emollient：

雪松、洋甘菊、天竺葵、義大利永久花、茉莉、薰衣草、菩提花、桔、玫瑰、檀香、萬壽菊、紅柑、馬鞭草

治疣 Escharotic：

肉桂、大蒜、檸檬、薰衣草棉

化痰（清除支氣管內過多黏液）Expectorant：

歐白芷、羅勒、安息香、佛手柑、白千層、雪松、欖香脂、茴香、樅、白松香、大蒜、薑、牛膝草、馬鬱蘭、沒藥、香桃木、野馬鬱蘭、歐芹、薄荷、松、檀香、茶樹、百里香、紫羅蘭、西洋蓍草

退燒 Febrifuge：

羅勒、月桂、佛手柑、白千層、樟腦、洋甘菊、絲柏、尤加利、大蒜、薑、牛膝草、檸檬、香蜂草、綠花白千層、甜橙、玫瑰草、廣藿香、薄荷、馬鞭草

殺黴菌 Fungicide：

雪松、欖香脂、大蒜、義大利永久花、薰衣草、檸檬香茅、沒藥、廣藿香、萬壽菊、茶樹

促進泌乳 Galactagogue：

洋茴香、羅勒、藏茴香、蒔蘿、茴香、茉莉、檸檬香茅、山雞椒

止血（含止痔瘡流血）Haemostatic：

肉桂、絲柏、天竺葵、檸檬、萊姆、玫瑰、松脂

養肝（激勵肝臟及膽囊之功能）Hepatic：

歐白芷、月桂、胡蘿蔔籽、洋甘菊、絲柏、葡萄柚、義大利永久花、檸檬、野馬鬱蘭、薄荷、玫瑰、鼠尾草、迷迭香、薰衣草棉、馬鞭草、紫羅蘭

提昇血壓 Hypertensive：

樟腦、牛膝草、迷迭香、鼠尾草、百里香

降低血糖 Hypoglycemiant：

尤加利、大蒜、天竺葵

降低血壓 Hypotensive：

芹菜、快樂鼠尾草、大蒜、薰衣草、檸檬、菩提花、馬鬱蘭、香蜂草、萬壽菊、依蘭

殺蟲 Insecticide：

　　洋茴香、月桂、佛手柑、樺木、白千層、藏茴香、雪松、肉桂、香茅、丁香、絲柏、尤加利、茴香、大蒜、天竺葵、杜松、穗狀花序薰衣草、檸檬、檸檬香茅、萊姆、山雞椒、香桃木、綠花白千層、野馬鬱蘭、廣藿香、松、萬壽菊、松脂、茶樹、百里香

輕瀉，幫助排便 Laxative：

　　洋茴香、黑胡椒、樟腦、茴香、薑、癒創木、檸檬、馬鬱蘭、肉豆蔻、野馬鬱蘭、歐芹、玫瑰、龍艾、紫羅蘭

利神經（減少神經方面之異常現象）Nervine：

　　羅勒、洋甘菊、快樂鼠尾草、牛膝草、杜松、薰衣草、菩提花、馬鬱蘭、香蜂草、薄荷、迷迭香、檀香、岩蘭草

除寄生蟲 Parasiticide：

　　洋茴香、藏茴香、肉桂、香茅、丁香、小茴香、尤加利、大蒜、檸檬、檸檬香茅、香桃木、野馬鬱蘭、薄荷、迷迭香、松脂、百里香

助產 Parturient：

　　洋茴香、月桂、快樂鼠尾草、丁香、蒔蘿、茉莉、杜松、薰衣草、肉豆蔻、歐芹、玫瑰、綠薄荷

有助於胸腔之傳染性疾病 Pectoral：

　　白千層、樅、牛膝草、紫羅蘭

預防疾病 Prophylactic：

　　大蒜、牛膝草、檸檬香茅

消解癤和腫塊 Resolvent：

　　白松香、茴香、大蒜、葡萄柚、迷迭香

幫助身體回復健康 Restorative：

羅勒、絲柏、薰衣草、萊姆、馬鬱蘭、松、綠薄荷

促進血流而使體膚溫暖發紅 Rubifacient：

黑胡椒、樟腦、尤加利、薑、杜松、野馬鬱蘭、玉桂子、松、松脂

鎮靜 Sedative：

安息香、佛手柑、雪松、芹菜、洋甘菊、快樂鼠尾草、絲柏、乳香、茉莉、薰衣草、菩提花、桔、馬鬱蘭、香蜂草、橙花、苦橙葉、玫瑰、鼠尾草、檀香、馬鞭草、岩蘭草、依蘭

促進唾液分泌 Sialogogue：

豆蔻、肉桂

調養脾臟 Splenetic：

歐白芷、洋甘菊、丁香、茴香、義大利永久花、野馬鬱蘭、薰衣草、玫瑰

激勵（促進腎上腺素有助於振奮精神）Stimulant：

歐白芷、洋茴香、八角茴香、羅勒、月桂、黑胡椒、白千層、樟腦、藏茴香、肉豆蔻、肉桂、香茅、丁香、芫荽、小茴香、尤加利、茴香、薑、牛膝草、檸檬香茅、綠花白千層、肉豆蔻、野馬鬱蘭、薄荷、松、迷迭香、綠薄荷、龍艾、百里香

利胃 Stomachic：

歐白芷、洋茴香、八角茴香、羅勒、月桂、佛手柑、黑胡椒、豆蔻、洋甘菊、肉桂、快樂鼠尾草、芫荽、蒔蘿、茴香、薑、牛膝草、杜松、檸檬、香蜂草、沒藥、肉豆蔻、甜橙、野馬鬱蘭、薄荷、玉桂子、玫瑰、迷迭香、薰衣草棉、紅柑、龍艾、馬鞭草

止外部流血 Styptic：

　　絲柏、檸檬

促進排汗 Sudorific：

　　歐白芷、羅勒、白千層、樟腦、洋甘菊、蒔蘿、茴香、大蒜、薑、香蜂草、牛膝草、杜松、薰衣草、沒藥、薄荷、松、迷迭香、茶樹

補身（促進身體之整體表現）Tonic：

　　羅勒、佛手柑、黑胡椒、豆蔻、胡蘿蔔籽、快樂鼠尾草、乳香、大蒜、天竺葵、薑、葡萄柚、牛膝草、杜松、檸檬、檸檬香茅、萊姆、桔、馬鬱蘭、香蜂草、沒藥、肉豆蔻、橙花、甜橙、野馬鬱蘭、歐芹、廣藿香、玉桂子、松、玫瑰、迷迭香、花梨木、鼠尾草、檀香、紅柑、百里香、馬鞭草、岩蘭草、西洋蓍草

利子宮 Uterine：

　　快樂鼠尾草、丁香、乳香、茉莉、香蜂草、沒藥、玫瑰

收縮血管壁 Vasoconstrictor：

　　絲柏、天竺葵、薄荷

擴張血管壁 Vasodilator：

　　大蒜

驅蠕蟲 Vermifuge：

　　羅勒、佛手柑、白千層、樟腦、藏茴香、胡蘿蔔籽、洋甘菊、肉桂、丁香、尤加利、茴香、大蒜、牛膝草、薰衣草棉、檸檬、綠花白千層、薄荷、龍艾、松脂、百里香

治創傷（預防組織退化，有助於傷口止血）Vulnerary：

　　安息香、佛手柑、樟腦、洋甘菊、欖香脂、尤加利、乳香、白松香、天竺葵、牛膝草、杜松、醒目薰衣草、薰衣草、馬鬱蘭、沒藥、綠花白千層、野馬鬱蘭、迷迭香、薰衣草棉、龍艾

參考書目暨推薦讀物

1. 「精油」，爾斯特‧恭德著，迪‧凡‧諾斯傳特公司出版

   The Essential Oils; Ernest Guenther Ph.D; D.Van Nostrand Co.Ltd.

2. 「芳香療法的藝術」，羅伯‧滴莎蘭德著，中譯本由世茂出版社出版

   The Art of Aromatherapy; Robert Tisserand; The C. W.Daniel Co.Ltd.

3. 「精油安全手冊」，羅伯‧滴莎蘭德著，滴莎蘭德芳香療法師協會出版

   The Essential Oil Safety Manual; Robert Tisserand; The Association of Tisserand Aromatherapists.

4. 「大家的芳香療法」，羅伯‧滴莎蘭德著，企鵝出版社出版

   Armatherapy for Everyone, Robert Tisserand; Penguin.

5. 「芳香療法手冊」，丹妮爾‧雷曼著，C.W.丹尼爾公司版

   The Aromatherapy Handbook; Daniele Ryman; The C.W. Daniel Co. Ltd.

6. 「精油講義」，大衛‧威廉斯著，（倫敦）伊芙‧泰勒公司出版

   Lecture Notes on Essential Oils; David Williams MR Pharm S; Eve Taylor（London）Ltd.

7. 「芳香療法：運用植物精油治癒疾病」，瑞門‧勞第與安德魯‧巴賽別克合著，壽森出版集團出版

   Aromaherapy: The Use of Plant Essences in Healing, Raymond Lautie D. Sc & Andre Passebecq Md DPs; Thorsons Publishing Group.

8. 「健康之最：感謝精油」，保羅‧杜拉福著，乾淨的生命公司出版

The Best of Health: Thanks to Essential Oils, Paul Duraffourd; La Vie Claire.

9.「芳香療法」，茱迪・傑克森著，多林・金得斯利公司出版

Aromatherapy, Judith Jackson; Dorling Kindersley.

10.「女性的芳香療法」，瑪姬・滴莎蘭德著，壽森出版集團出版

Aromatherapy for Women, Maggie Tisserand; Thorsons Publishing Group.

11.「浪漫的香氣」，瓦勒莉・安・沃伍德著，潘圖書公司出版

Aromantics, Valerie Ann Worwood, Pan Book.

12.「芳香療法配方寶典」，瓦勒莉・安・沃伍德著，中譯本由世茂出版社出版

The Fragrant Pharmacy, Valerie Ann Worwood, Macmillan.

13.「芳香療法之應用」，榮・瓦涅醫師著，C.W.丹尼爾公司出版

The Practice of Aromatherapy, Dr.Jean Valnet; The C.W. Daniel Co. Ltd.

14.「芳香療法大百科」，派翠西亞・戴維斯著，中譯本由世茂出版社出版

Armatherapy: An A－Z, Patricia Davis, The C.W. Daniel Co. Ltd.

15.「芳香精油心靈能量處方」，派翠西亞・戴維斯著，中譯本由世茂出版社出版

Subtle Aromatherapy, Patricia Davis, The C.W. Daniel Co. Ltd.

16.「整體主義之魔力：芳香療法」，克莉斯汀・史特德著，傑佛林公司出版

The Power of Holistic Aromatherapy, Christine Stead; Javelin.

17.「實用芳香療法」，雪莉・帕萊思著，壽森出版集團出版

Practical Aromatherapy, Shirley Price; Thorsons Publishing Group.

18.「摩利夫人的芳香療法」，瑪格麗特‧摩利著‧中譯本由世茂出版社出版

Guide to Aromatherapy: The Secret of Life and Youth, Marguerite Maury; The C.W. Daniel Co. Ltd.

19.「芳香療法入門」，威廉‧亞諾泰勒博士著，中譯本由世茂出版社出版

Aromatherapy for the Whole Person, Dr. Arnould Taylor; Stanley Thornes（Publishers）Ltd.

20.「藥草與芳香療法」，喬安娜‧梅特卡非著，韋布與鮑爾公司出版

Herbs and Aromatherapy, Joannah Metcalfe, Webb & Bower.

21.「花卉精華與共振治療」，辜路達斯著，卡珊卓出版社出版

Flower Essences and Vibrational Healing, Gurudas; Cassandra Press.

22.「古埃及藥草記」，麗茲‧曼尼克博士著，大英博物館出版

An Ancient Egyptian Herbal, Dr Lise Manniche; British Museum Publications.

23.「藥草之書」，伊莉莎白‧培布洛著，倫敦 W.H.艾倫公司出版

The Herb Book, Elizabeth Peplow; W.H. Allen － London.

24.「藥草暨香料全書」，克萊克‧洛溫費爾特與菲利帕‧白克著，大衛與查爾斯出版公司出版

The Completc Book of Herbs and Spices, Claire Lowenfeld & Philippa Back; David & Charles（Pub）Ltd.

25.「人人都能享受的美容法」，凱瑟琳‧帕馬著，強納生‧凱普公司出版

Beauty For Free, Catherine Palmer, Jonathan Cape.

26.「藥草全書」，勒思利‧布瑞尼斯著，國家信託出版

The Complets Book of Herbs, Lesley Bramness; The National Trust.

27.「卡爾培波藥草誌」，派特頓編輯，富善有限公司出版
Culpeper's Herbal, Edited: D. Potterton, W.Foulsham & Co. Ltd.

28.「帕特之植物藥材與處方新百科全書」，R.C.瑞恩著，C.W.丹尼爾公司出版
Potter's New Cyclopaedia of Botanical Drugs and Preparations, R.C. Wren FLS, The C.W. Daniel Co. Ltd.

29.「藥草植物歷史」，李察‧司通傑著，安格斯與羅勃森出版社出版
The History of Herbal Plants, Richard Lestange, Angus & Robertson publishers.

30.「簡明藥草百科全書」，唐納‧勞著，約翰‧巴索樓繆父子公司出版
The Concise Herbal Encyclopaedia, Donald Law; gohn Bartholomew and Son Ltd.

31.「神秘心理學」，艾麗思‧拜利著，路西斯出版社出版
Esoteric Psychology, Alice Bailey; Lucis Press.

32.「希臘神話」，羅勃‧桂佛斯著，鵜鶘出版社出版
The Greek Myths, Robert Graves, Pelican.

33.期刊類：「芳香療法季刊」、「芳香新聞」、「IFA 通訊」以上為英國發行。「常味」美國發行
Periodicals: Asomatherapy Quarterly, Aroms News, I.F.A.Newsletter, Common Scents (U.S.A.).

中文筆劃索引

國家圖書館出版品預行編目（CIP）資料

芳香療法精油寶典紀念版 / 汪妲‧謝勒著 ; 溫佑君
譯. -- 增訂初版. -- 新北市 : 世茂, 2016.07
　　面；　公分. --（芳香療法系列 ; 23）
譯自：The directory of essential oils
ISBN 978-986-93178-2-5（平裝）
1. 芳香療法　2. 香精油

418.995　　　　　　　　　　105009806

芳香療法系列 23

芳香療法精油寶典紀念版

作　　者／汪妲‧謝勒
譯　　者／溫佑君
主　　編／陳文君
責任編輯／李芸
封面設計／戴佳琪（小痕跡設計）
出 版 者／世茂出版有限公司
地　　址／（231）新北市新店區民生路 19 號 5 樓
電　　話／（02）2218-3277
傳　　真／（02）2218-3239（訂書專線）
　　　　　（02）2218-7539
劃撥帳號／19911841
戶　　名／世茂出版有限公司　單次郵購總金額未滿 500 元（含），請加 60 元掛號費
世茂網站／ www.coolbooks.com.tw
排版製版／辰皓國際出版製作有限公司
印　　刷／祥新印刷股份有限公司
增訂初版／ 2016 年 7 月
　四刷／ 2021 年 11 月
Ｉ Ｓ Ｂ Ｎ ／ 978-986-93178-2-5
定　　價／ 580 元

The directory of essential oils
copyright © by Wanda Sellar.
First published in Great Britain in 1992
By The C.W. Daniel Company Limited.
1 Church Path, Safffron Walden,
Essex CB10 IJP, Endlind
All rights resserved.